Hans Förstl ■ Carola Kleinschmidt

Demenz

Diagnose und Therapie

Daniela Theresia Frimmer

Wir danken der Firma Lundbeck für die freundliche Unterstützung
bei der Drucklegung dieses Buches.

Hans Förstl ■ Carola Kleinschmidt

Demenz
Diagnose und Therapie

MCI, Alzheimer, Lewy-Körperchen, Frontotemporal, Vaskulär u.a.

Mit Unterstützung von
H. Bickel, G.D. Borasio, A. Kurz, P. Landendörfer, W.E. Müller, E. Pinker u.v.a.

Und einem Beitrag von
B. Pointon

Mit 26 Abbildungen und 17 Tabellen

Schattauer

Der Text wurde von beiden Autoren verfasst. Alle Abbildungen – mit Ausnahme der Umschlagsabbildung – wurden von HF konzipiert (die künstlerische Umsetzung der vierfarbigen Abbildungen in den Kapiteln 5, 6, und 7 erfolgte mit finanzieller Unterstützung der Fa. Novartis, die Abbildung in Kapitel 8 mit Unterstützung der Fa. GE Healthcare). Auf exakte Dosierungshinweise wurde bewusst verzichtet, da sich sowohl bei Antidementiva als auch bei Neuroleptika in nächster Zeit neue Erkenntnisse ergeben können.

Bibliografische Information der Deutschen Nationalbibliothek
Die Deutsche Nationalbibliothek verzeichnet diese Publikation in der Deutschen Nationalbibliografie; detaillierte bibliografische Daten sind im Internet über http://dnb.d-nb.de abrufbar.

E-Mail: info@schattauer.de
Internet: www.schattauer.de
Printed in Germany

Umschlagabbildung: Hans Leonhard Schäufelein: „Hiob, vom Teufel gequält" – Federzeichnung (ca. 1510)
Satz: am-productions GmbH, Wiesloch
Druck und Einband: AZ Druck und Datentechnik GmbH, Kempten/Allgäu

ISBN 978-3-7945-2708-3

Vorwort

Fast alle entwickeln ab dem mittleren Lebensalter Hirnveränderungen, die im höheren Alter zu einer Demenz führen können. In den westlichen Ländern erlebt ein Drittel der Menschen die Demenz. Durch die Größe des Problems kann die Bewältigung der Demenz nicht an eine einzelne Berufsgruppe delegiert werden. Bei den Medizinern bilden die Hausärzte eine klare Mehrheit der praktisch tätigen Ärzte. Aufgrund der Zahlen und durch ihre umfassende Kompetenz sind sie in erster Linie aufgerufen, sich des Demenzproblems der alten Patienten anzunehmen, die meist nicht nur unter „Alzheimer", sondern gleichzeitig unter einer ganzen Reihe weiterer Erkrankungen leiden. Als Neurologe und Psychiater halte ich meine Berufsgruppe dennoch für sehr wichtig. Psychologen finden in der neuropsychologischen Diagnostik und in der Psychotherapie von Patienten und von Angehörigen dementer Patienten ein großes und in Zukunft wachsendes Betätigungsfeld. Wahrscheinlich enthält das Buch einige medizinisch geprägte Informationen, die für sie interessant sind und ich hoffe, dies gilt auch für Kunst- und Ergotherapeuten, Sozialpädagogen und vor allem Pflegekräfte, ohne die eine moderne und effektive Demenzbehandlung nicht möglich wäre.

München, im August 2010 **Hans Förstl**

Adressen der Herausgeber

Univ.-Prof. Dr. Hans Förstl
Klinik und Poliklinik für Psychiatrie und Psychotherapie
Technische Universität München
Ismaningerstraße 22
81675 München

E-Mail: hans.foerstl@lrz.tu-muenchen.de

Carola Kleinschmidt
Oelkersallee 11
22769 Hamburg

E-Mail: kontakt@carolakleinschmidt.de

Inhalt

Kleine Terminologie der Demenzen

Alzheimer-Demenz, AD: häufigste klinische Demenzform – nach der gemischten Demenz.

Alzheimer-Erkrankung: Plaque- und Neurofibrillenpathologie als häufigste und wichtigste Ursache der Demenz im Alter.

Gemischte Demenz: mit Abstand häufigste Demenzform auf der Grundlage von Alzheimer, vaskulären und anderen Hirnveränderungen.

Kortikale Demenz: Demenzen mit vorrangiger Beteiligung von Neokortex und Allokortex (limbischem System) mit typischen Werkzeugstörungen (z.B. Sprache, räumliches Denken, visuelle Gnosis, Praxis); z.B. Alzheimer-Erkrankung und FTD (s. Tab. 1.2, S. 21).

Mild Cognitive Impairment, MCI (leichte kognitive Beeinträchtigung): leichte, im Alltag geringfügig störende und neuropsychologisch messbare Defizite mit einem erhöhten Risiko innerhalb der nächsten Jahre zu einer Demenz fortzuschreiten.

Präsenile Demenz: Manifestation einer Demenz vor dem 65. Lebensjahr. Hier sind behandelbare, familiäre und rasch fortschreitende Demenzformen häufiger und eine rasche fachärztliche und spezialisierte Diagnostik und Betreuung ist besonders wichtig.

„Pseudodemenz": damit wird gelegentlich das „Demenzsyndrom der Depression" bezeichnet, also eine depressive Erkrankung vor allem alter Menschen, die mit erheblichen kognitiven Defiziten einhergeht und damit eine Demenz vortäuschen kann; diese Defizite sind (meist) reversibel.

Reversible Demenzen: eine angeblich schwindende Gruppe demenzieller Erkrankungen, die sich bei geeigneter Ursachenbehandlung zurückbilden kann (z.B. Benzodiazepine, Meningeom, Hashimoto-Enzephalitis, Schlaf-Apnoe-Syndrom). Diese Gruppe wird vor allem deshalb kleiner, weil die modernen diagnostischen und therapeutischen Möglichkeiten im Allgemeinen gut genutzt werden!

Sekundäre, symptomatische Demenz: im Gegensatz zur primären Demenz handelt es sich hier nicht um prozesshafte neurodegenerative oder vaskuläre Erkrankungen, sondern um die Folge zum Teil vermeidbarer anderer Erkrankungen (z.B. Hypothyreose) oder Läsionen (schweres Schädel-Hirn-Trauma).

Sporadische Demenz: bei den allermeisten demenziellen Erkrankungen handelt es sich **nicht** um Erbkrankheiten im engeren Sinn, die mit **einem** Gen von einer auf die nächste Generation weitergegeben werden, sondern um „sporadische" Erkrankungen, die ohne eindeutigen Erbgang in der Bevölkerung auftreten.

Subkortikale Demenz: klinischer Subtyp von Demenzen bei Läsion des Marklagers und/oder der Basalganglien. Im Vordergrund stehen mentale und motorische Verlangsamung, Aufmerksamkeits- und Antriebsstörung (z.B. subkortikale vaskuläre Enzephalopathie, progressive supranukleäre Parese) (s. Tab. 1.2, S. 21).

Abkürzungsverzeichnis

AD	Alzheimer-Demenz
ADL	Activities of Daily Living, Alltagsaktivität
ALS	Amyotrophe Lateralsklerose
ApoE	Apolipoprotein E
ASS	Acetylsalicylat
BPSD	Behavioural and Psychological Symptoms of Dementia, „nicht-kognitive" Störungen des Erlebens und Verhaltens bei Demenz
CADASIL	cerebrale autosomal dominante Arteriopathie mit subkortikalen Infarkten und Leukoenzephalopathie
CDK5	Cyclin-Dependent Kinase 5
CGA	Clinical Global Assessment
COMT	Catechol-O-Methyl-Transferase
COPD	Chronisch Obstruktive Atemwegserkrankung
CT	Craniale Computertomographie
DD	Differenzialdiagnose
DDD	Defined Daily Doses, (rechnerisch) angenommene mittlere Tagesdosis
DLB	Dementia with Lewy-Bodies, Demenz mit Lewy-Körperchen
DPP-4	Dipeptidyl-Peptidase 4
DSM-IV	Diagnostic and Statistical Manual of Mental Disorders, IV. Ausgabe
EEG	Elektroenzephalographie
EPMS	Extrapyramidalmotorische Störungen
FAST	Functional Assessment Stageing, Skala zur Erfassung der ADL
FTD	Frontotemporale Demenz
FTLD	Frontotemporale Lobärdegeneration, Oberbegriff von FTD, PA, SD

GLP-1	Glukagon-like Peptide 1
GSK-3	Glykogen-Synthetase-Kinase 3
ICD-10	International Classification of Diseases, 10. Revision
MCI	Mild Cognitive Impairment, leichte kognitive Beeinträchtigung
MD	Mixed Dementia, gemischte Demenz
MID	„Multi-Infarkt-Demenz“
MMST	Mini-Mental-State-Test
MRT	Magnetresonanztomographie
MS	Multiple Sklerose
NaRI	Noradrenalin-Reuptake-Inhibitor
NDH, NPH	Normaldruckhydrozephalus, Normal Pressure Hydrocephalus
NINCDS-ADRDA	National Institute of Neurologic and Communicative Disorders and Stroke – Alzheimer's Disease and Related Disorders Association
NMDA	Glutamat-Rezeptor
NOSGER	Nurses Observation Scale for Geriatric Patients
PA	langsam progrediente Aphasie
PCA	posteriore kortikale Atrophie
PDD	Parkinson's Disease Dementia
PEG	perkutane endoskopische Gastrostomie
PET	Positronen-Emissionstomographie
PSP	progressive supranukleäre Parese, Steele-Richardson-Olszewski Syndrom
RDC	randomisierte, doppelt-verblindete, kontrollierte Studie
REM	Rapid Eye Movement
SAE, SVE	subkortikale arteriosklerotische Enzephalopathie, subkortikale vaskuläre Enzephalopathie, „Morbus Binswanger“
SD	semantische Demenz
SDH	Subduralhämatom
SHT	Schädel-Hirn-Trauma
SPECT	Single-Photon-Emissionscomputertomographie

SSRI selektive Serotonin-Reuptake-Inhibitor
TDP-43 TAR DNA-binding protein
UAW unerwünschte Arzneimittelnebenwirkung
VDs vaskuläre Demenzen
WML White Matter Lesions, Marklagerveränderungen

Einleitung

2008 staunte die Fachwelt über das Gehirn der ältesten Frau: 115 Jahre und kein Alzheimer! Bei genauem Hinsehen fanden sich jedoch sowohl Neurofibrillen als auch Plaques, wenn auch in geringer Zahl. Dieser singuläre Kasus ist zweifelsfrei berichtenswert. Für die Mehrzahl der Menschen im 21. Jahrhundert gilt bis auf weiteres, dass die Konkurrenz zwischen ansteigender Lebenserwartung einerseits und andererseits dem Tribut Demenz, der aus den dabei akkumulierenden Hirnveränderungen resultiert, erst in den letzten Lebensjahren entschieden wird.

Hauptrisikofaktor für die Demenzen bleibt das Alter. Die Evolution hatte während der letzten paar 10 000 Jahre nur geringe Chancen, uns anhand von nicht mehr fortpflanzungsfähigen Hochaltrigen für die Herausforderungen unserer durch Langlebigkeit geprägten Epoche zu präparieren. Dennoch waren die Demenzen als Charakteristikum der Greise auch im Altertum bekannt. Ptahhotep schrieb 2 400 v. Chr.: „Die Gebrechlichkeit ist eingetreten, das Alter ist hinabgestiegen; Altersschwäche ist dazugekommen, kindliche Schwäche manifestiert sich erneut; wer ihretwegen dahindöst, ist infantil (…) der Mund ist schweigsam, er kann nicht mehr reden. Das Herz lässt nach, es kann sich nicht an das Gestern erinnern (…) was das Alter dem Menschen antut – Übles in jeder Hinsicht!"

Es gibt wenig Grund anzunehmen, dass die altersassoziierten geistigen Gebrechen im alten Ägypten durch grundsätzlich andere Veränderungen hervorgerufen waren als in moderner Zeit. Während Ägypter den Geist im Herzen lokalisierten, lokalisieren wir die Kernprobleme der Demenz im Gehirn. Damit hat die Wissenschaft immerhin entscheidende Erkenntnisfortschritte errungen, die allerdings noch nicht dazu geführt haben, das Problem Demenz ganz grundsätzlich zu beseitigen.

Inzwischen ist vieles über die zumeist kontinuierliche Entwicklung der zugrunde liegenden neurodegenerativen Hirnveränderungen über mehrere Jahrzehnte bekannt. Diese Veränderungen betreffen alle Menschen, sind aber nicht bei allen gleich stark ausgeprägt. Dementsprechend darf in der modernen Neuropathologie keine qualitative Entscheidung zwischen „entweder Alzheimer oder nicht“ vorgenommen werden, sondern es kann allenfalls naturgetreu und sorgfältig die Wahrscheinlichkeit angegeben werden, ob eine Demenz durch Alzheimer-Plaques und Neurofibrillen hervorgerufen wird (Tab. 1, Abb. 1)

Auf der Grundlage dieser Überlegungen zur Wahrscheinlichkeit einzelner Hirnveränderungen und der Komorbidität muss das Herangehen an die Diagnostik der Demenzen durch drei Grundgedanken geprägt werden (siehe Kapitel 1 und 2):

1. Wenn ein älterer Mensch unter einer Demenz leidet, leidet er mit größter Wahrscheinlichkeit auch und vor allem unter den Folgen der Alzheimer-Veränderungen. Es ist vorwiegend die Frage zu beantworten, welche Hirnveränderungen bei dem Patienten sonst noch eine Rolle spielen!
2. Welche somatischen, zerebralen oder psychischen Erkrankungen hat der Patient zusätzlich, wie beeinträchtigen sie die Hirnfunktion und was kann man therapeutisch bewirken?
3. Was kann im besonderen Ausnahmefall das Bild einer Demenz verursachen oder Alzheimer vortäuschen?

Diese drei Kardinalfragen der praktischen Demenzdiagnostik werden im nächsten Kapitel aufgegriffen.

Vorab aber folgende Überlegung: Ein 85-Jähriger kommt wegen Schnupfen oder Kopfschmerzen etc. in die Praxis. Wie groß ist die Wahrscheinlichkeit, dass er unter

a kognitiven Störungen,
b einer Demenz,
c Alzheimer-Veränderungen oder
d einer ganz anderen Demenz leidet?

(Antwort siehe Seite 11)

Tab. 1: Die Ronald Reagan-Kriterien für die neuropathologische Diagnose der Alzheimer-Krankheit; hier wird die Wahrscheinlichkeit angegeben, mit der die Dichte und Ausdehnung der Alzheimer-Plaque- und Neurofibrillenpathologie für die Demenz eines Patienten verantwortlich ist.

Wahrscheinlichkeit	Plaque-Dichte	Neurofibrillen-Dichte	Braak-Stadium
Gering	+	+	I/II transentorhinaler Kortex
Mittel	++	++	III/IV limbisches System
Hoch	+++	+++	V/VI Neokortex

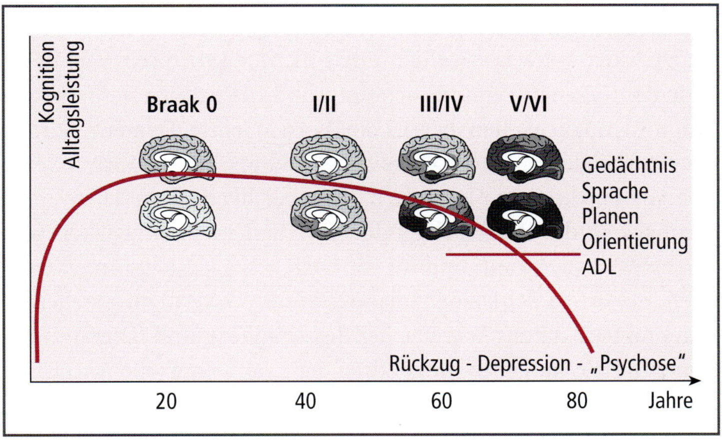

Abb. 1: Von links nach rechts sind die Stadien der zerebralen Neurofibrillenausbreitung (oben) und Plaque-Pathologie (unten) im Lauf des Alterns gezeigt. Im Stadium V/VI nach Braak entwickeln viele Betroffene die Symptome einer AD mit deutlicher Abnahme der geistigen Leistungsfähigkeit (Gedächtnis, Sprache, Planen, Orientierung) und beeinträchtiger Alltagsbewältigung (ADL), der häufig unspezifische Symptome vorausgegangen sind (sozialer Rückzug, Depression).

Fast jeder praktisch tätige Arzt hat mit hoher Wahrscheinlichkeit täglich mit dementen Patienten zu tun und muss daher auch über Grundzüge der Diagnostik und Behandlung Bescheid wissen. Dabei beschränkt sich die Therapie der Demenzen keinesfalls auf den Patienten allein und schon gar nicht auf die Verordnung eines Medikamentes. Eine Demenz verlangt vielmehr eine umfassende Behandlung und persönliche Begleitung durch den Arzt. Bei manifester Demenz und auch im späten Stadium der Erkrankung dürfen die persönliche Zuwendung zum Patienten und zum pflegenden Angehörigen sowie die Kooperation mit professionellen Pflegekräften nicht vernachlässigt werden.

Derzeit leiden in der Bundesrepublik etwa **eine Million** Menschen an einer mittelschweren bis schweren Demenz und viele Angehörige leiden mit. Bis 2050 wird sich diese Zahl aufgrund der steigenden Lebenserwartung der Menschen vermutlich weiter erhöhen. Im nächsten Jahrzehnt werden uns außerdem noch sehr viel mehr Patienten beschäftigen, die sich aufgrund der ständig verbesserten Diagnosemöglichkeiten bereits im Vorfeld einer Demenz Sorgen machen, bei denen der Arzt bereits frühe klinische Hinweise auf eine Demenz objektivieren kann (z.B. Vergesslichkeit, frühe Hirnveränderungen in der Bildgebung), deren Verlauf nicht zuverlässig vorhergesagt werden kann und für die noch keine kausalen Interventionen im Vorfeld der Demenzmanifestation zur Verfügung stehen.
Der praktisch tätige Arzt hat bei der Diagnose und Therapie der Demenz viele Aufgaben: Er sollte in der Lage sein, frühe Anzeichen einer Demenz zu erkennen und seine Patienten über die Untersuchungsergebnisse ausreichend aufzuklären, ohne unnötige Ängste zu schüren sowie angemessene Therapiemaßnahmen zu empfehlen. Er sollte den Patienten angemessen unterstützen und als „Case-Manager" die therapeutischen und pflegerischen Maßnahmen koordinieren – in vielen Fällen über mehrere Jahre hinweg.

Wir geben einen Überblick über die aktuelle Diagnostik und Therapie neurodegenerativer und vaskulärer Demenzen – die sich gerade bei älteren Menschen in der Regel überlagern. Wir beschreiben, welche Schritte der Diagnose und Aufklärung in Praxis und Klinik sinnvoll und notwendig sind. Außerdem erwähnen wir Präventionsmöglichkeiten, für die uns die langsame Entwicklung der Hirnveränderungen ausreichend Zeit lässt und die auch kurz vor Manifestation einer Demenz – im Stadium der leichten kognitiven Beeinträchtigung – noch sinnvoll eingesetzt werden können. Außerdem wird darauf hingewiesen, in welchen Situationen eine Zusammenarbeit mit Fachärzten und Kliniken sinnvoll sein kann.

Grundsätzlich kann es für das Verständnis der folgenden Abschnitte nützlich sein zu beherzigen, dass im Alter über 85

a bei mehr als 50% der Menschen messbare kognitive Störungen und
b in ca. 25% der Fälle sogar eine Demenz vorliegt.
c Alzheimer-Veränderungen haben ohnehin fast alle, die Frage ist nur, wie viel davon.
d Und dass es ganz unwahrscheinlich ist, dass jemand unter einer Demenz leidet, ohne dass gleichzeitig relevante Alzheimer-Veränderungen vorhanden wären. Aber gerade nach diesen möglicherweise reversiblen demenziellen Erkrankungen muss mit detektivischem Ehrgeiz gesucht werden.

1 Demenz

Die Demenz ist ein Syndrom. Demenzen sind schwerwiegende Erkrankungen, die sowohl das Leben des Betroffenen als auch das Leben der Angehörigen extrem beeinflussen und belasten können, selbst wenn es viele erfreulich friedliche Verläufe gibt. Die diagnostische Klärung einer möglichen oder offenkundigen Demenz ist in jedem Fall eine wichtige ärztliche Aufgabe. Nur aufgrund einer genauen Diagnose kann die angemessene Behandlung, Betreuung und Beratung in die Wege geleitet werden.

Demente Patienten im höheren Lebensalter leiden vorwiegend unter gemischten Demenzen und einer reichhaltigen somatischen und psychischen Komorbidität. Die neuropathologischen Alzheimer-Veränderungen sind dabei fast immer hauptverantwortlich für die kognitiven Defizite. Für die Behandlung älterer Patienten mit demenziellen Symptomen heißt das: Antidementiva zur Abmilderung der kognitiven Defizite und die Behandlung der somatischen und zerebralen Begleiterkrankungen ergänzen sich.

1.1 Demenzsyndrom

Die Konzepte der Demenz in der ICD-10 und dem DSM-IV sind nicht exakt deckungsgleich. Von beiden Klassifikationen wird aber für die Diagnose „Demenz“ ein objektivierbarer Leistungsverlust von Gedächtnis und anderen kognitiven Bereichen gefordert, der nicht ausschließlich während eines Verwirrtheitszustands (Delir) auftritt (Tab. 1.1).

Kritisch ist zu den Demenzkonzepten von ICD-10 und DSM-IV anzumerken, dass hier vor allem die Modellkrankheit AD abgebildet wird, die Symptome anderer Demenzformen damit aber weit weni-

Tab. 1.1: ICD-10- und DSM-IV-Kriterien für die Diagnose des Demenzsyndroms.

	ICD-10	DSM-IV
Kognitive Defizite	Gedächtnis sowie Denkvermögen und Urteilsfähigkeit sind gestört.	Gedächtnisstörung und Aphasie oder Apraxie oder Agnosie …
Schweregrad	bestimmt durch das Ausmaß der Gedächtnisstörungen oder der anderen kognitiven Defizite	signifikant beeinträchtigte Alltagsbewältigung im beruflichen oder privaten Bereich
Bewusstsein	keine Bewusstseinsstörung	nicht ausschließlich während eines Delirs
Verhalten	verminderte Affektkontrolle – emotionale Labilität, Reizbarkeit, Apathie, …	
Zeit	Dauer 6 Monate oder mehr	

ger gut erfasst werden. Die Demenz nach einem akuten Schädel-Hirn-Trauma kann schlagartig beginnen; bei der Parkinson-Demenz steht zu Beginn keine Gedächtnisstörung, sondern die extrapyramidalmotorischen Störungen im Vordergrund, bei der frontotemporalen Demenz die Verhaltensänderungen. Manche demenzielle Erkrankungen können sehr schnell verlaufen und zum Tode führen (z.B. die Creutzfeldt-Jakob-Erkrankung).

Demenzstadium. In Abbildung 1.1 sind die durchschnittlichen Verlaufsdauern eines fraglich prädemenziellen Syndroms sowie der leichten, mittelschweren und schweren Demenz gezeigt (jene, die weder des Englischen noch des Deutschen mächtig sind, bezeichnen das leichte Demenzstadium gerne als „milde" und das mittelschwere als „moderate" Demenz). Meist gehen diese Stadien fließend ineinander über. Im **Vorstadium** ist die Alltagsbewältigung nicht signifi-

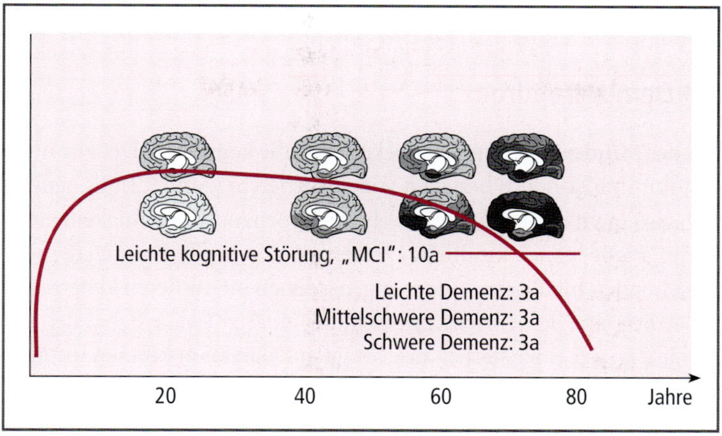

Abb. 1.1: Durchschnittliche Dauer der Demenzstadien. Erste Symptome, die dann rückblickend mit einer Demenz in Zusammenhang gebracht werden, können der Manifestation eines Demenzsyndroms 10 Jahre vorauseilen. Die individuellen Abweichungen vom Krankheitsverlauf sind in Abhängigkeit von Demenzform und Begleiterkrankungen sehr groß und natürlich erleben nicht alle Patienten das Spätstadium der Erkrankung.

kant beeinträchtigt; bei der **leichten Demenz** ist Unterstützung bei anspruchsvollen Aufgaben nötig (im „Mini Mental State Test" (MMST) erreichen die Patienten etwa 26 bis 20 von 30 Punkten). Patienten mit **mittelschwerer Demenz** müssen auch bei einfacheren Aufgaben mehrere Stunden am Tag unterstützt werden (MMST etwa 19 bis 10 von 30). Bei der **schweren Demenz** ist ständige Hilfe auch bei einfachsten Anforderungen notwendig (MMST meist kleiner 10).

1.2 Differenzialdiagnostik (DD)

DD Demenzsyndrom

Bei der **Minderbegabung** entwickeln sich die kognitiven Defizite nicht erst im Alter, sondern bestehen von vorneherein (Abb. 1.2). Es handelt sich also nicht um einen Verlust ehemals vorhandener Fähigkeiten. Allerdings gibt es auch **kindliche Demenzen** und es gibt Formen der vorbestehenden Intelligenzminderung, bei denen im mittleren Lebensalter zusätzlich eine demenzielle Entwicklung einsetzt (wie z.B. bei der Trisomie 21). Bei einer stärker ausgeprägten Depression können im Alter kognitive Probleme hinzutreten oder vorbestehende leichte Schwierigkeiten verstärkt werden. Im Extremfall kann bei einem „**Demenzsyndrom der Depression**" die Verminderung der geistigen Leistungsfähigkeit extrem ausgeprägt sein und die affektiven Symptome überlagern. Im Verdachtsfall sollte ein Behandlungsversuch mit Antidepressiva vorgenommen werden. Das **Delir** entwickelt sich meist innerhalb kurzer Zeit und fluktuiert. Der Patient muss aber nicht offensichtlich verwirrt und richtig „durcheinander" sein, sondern kann mitunter sehr still und äußerlich geordnet wirken. Im Gegensatz zu einem Patienten mit einer typischen Alzheimer-Demenz lässt sich häufiger ein akuter Stressfaktor als Auslöser identifizieren und häufig fallen die Patienten durch ihre geringe Aufmerksamkeitsleistung auf. Werden die Ursachen entdeckt und lassen sie sich beseitigen, gewinnt der Patient seine Leistungsfähigkeit zurück. Die Koinzidenz von Demenz und Delir ist allerdings häufig – und bei der Demenz mit Lewy-Körperchen geradezu diagnostisch (siehe Kapitel 5). Bei oberflächlicher Betrachtung kann die **sensorische Aphasie** nach einem Media-Teilinfarkt in der dominanten Hemisphäre mit einer Alzheimer-Demenz verwechselt werden. Hier helfen eine ausführlichere neuropsychologische Untersuchung und spätestens eine Schichtaufnahme des Gehirns. Selten können auch einmal die **Negativsymptome** eines schizophrenen Residualsyndroms oder einer Schizophrenia simplex an eine Demenz denken lassen.

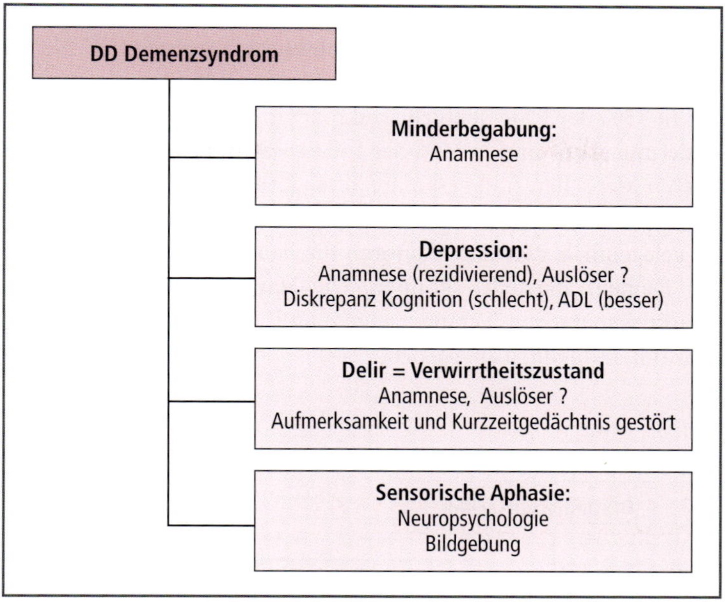

Abb. 1.2: Differenzialdiagnose der demenzähnlichen Syndrome. Prinzipiell muss ein Demenzsyndrom von einer Minderbegabung, einer depressiven „Pseudo-Demenz", einem Delir und einer Folge umschriebener, nicht progredienter Hirnläsionen unterschieden werden. Besonders bei alten Menschen kann dies in der Praxis einige Schwierigkeiten bereiten.

DD Demenzursachen

Wahrscheinlichkeitsbetrachtung. Wird bei einem älteren Menschen ein Demenzsyndrom festgestellt, so erreicht die A-priori-Wahrscheinlichkeit, dass Alzheimer-Veränderungen mit zugrunde liegen, nahezu 100 %. Die diagnostische Aufgabe für den Mediziner besteht also in erster Linie darin, festzustellen, ob und welche zerebralen und somatischen Störungen gleichzeitig vorliegen – oder ob stattdessen ausnahmsweise ganz andere Ursachen für die Demenz verantwortlich sind. Dies wird in Abbildung 1.3 dargestellt. Neben Alzheimer-Plaques und Neurofibrillen weisen alte demente Patienten in 75% der Fälle deutliche mikroangiopathische Marklagerveränderungen auf und in 50% der Fälle zusätzliche Hirninfarkte. Bei älteren Menschen sind vaskuläre Veränderungen ohne gleichzeitige Alzheimer-Pathologie selten, wenngleich auch in dieser Altersgruppe gelegentlich vaskuläre Faktoren die hauptsächliche Ursache für die Demenz darstellen können. Die Häufigkeiten von weiteren neurodegenerativen Veränderungen und Demenzformen werden sehr unterschiedlich angegeben.

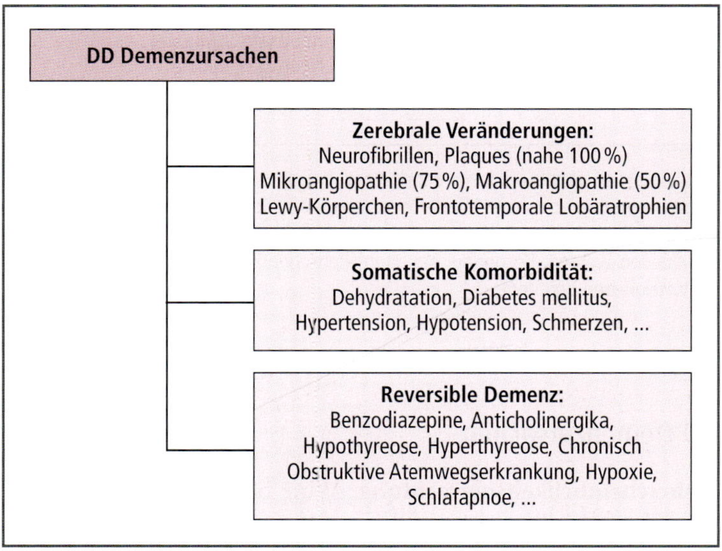

Abb. 1.3: Die drei Grundregeln in der Diagnostik der Demenzursachen: Zu beachten sind (1) die Wahrscheinlichkeit der zerebralen Veränderungen; (2) die Relevanz der somatischen Komorbidität; und (3) die Bedeutung seltener und reversibler Demenzformen.

Komorbidität. Für die meisten praktisch tätigen Ärzte ist klar, dass die geistige Leistungsfähigkeit eines dementen älteren Menschen durch eine gute Behandlung der somatischen Komorbidität verbessert werden kann. Mit zunehmender ärztlicher Spezialisierung geht diese basale Einsicht gelegentlich verloren.

Seltene und sekundäre Demenzen. Ärzte sollten sich stets dem Kollegen Arthur Conan-Doyle verpflichtet fühlen, der uns mit Sherlock Holmes ein leuchtendes Vorbild gesetzt hat, um nach der Wahrheit zu forschen und jene seltenen Ursachen zu entdecken, die auch einmal das Vollbild einer Alzheimer-ähnlichen Demenz verursachen können und möglicherweise durch rechtzeitige Identifikation beseitigt werden können. Hier kommen alle möglichen Erkrankungen und Noxen in Frage, die auch einmal zu einer längerfristigen Minderversorgung oder sonstigen Schädigung des Gehirns führen können, also hunderte. Besonders erwähnenswert sind:

- die iatrogen mitverursachte und weiterhin ärztlich mitverantwortete Benzodiazepin-Abhängigkeit, deren kognitive Effekte viele Jahre kompensiert werden konnten, aber eben nicht mehr im hohen Alter
- die nächtlichen Probleme der Patienten, z.B. die Schlaf-Apnoe oder der nächtliche Blutdruckabfall („dipping") bei tagsüber regelrechter Einstellung
- die „Anticholinergika-begünstigte Demenz" (Merke: alle Medikamente, die in der Roten Liste aufgeführt werden, sind mehr oder weniger anticholinerg!!!)
- und die in Kapitel 9 aufgeführten

DD demenzieller Prototypen

Nach den wiederholten Hinweisen darauf, dass bei der Mehrzahl alter dementer Patienten mehr als eine Demenzform und -ursache zu bedenken ist, folgen wir in der Gliederung des Buches doch einer traditionellen Darstellung der „prototypischen" Demenzformen (Kapitel

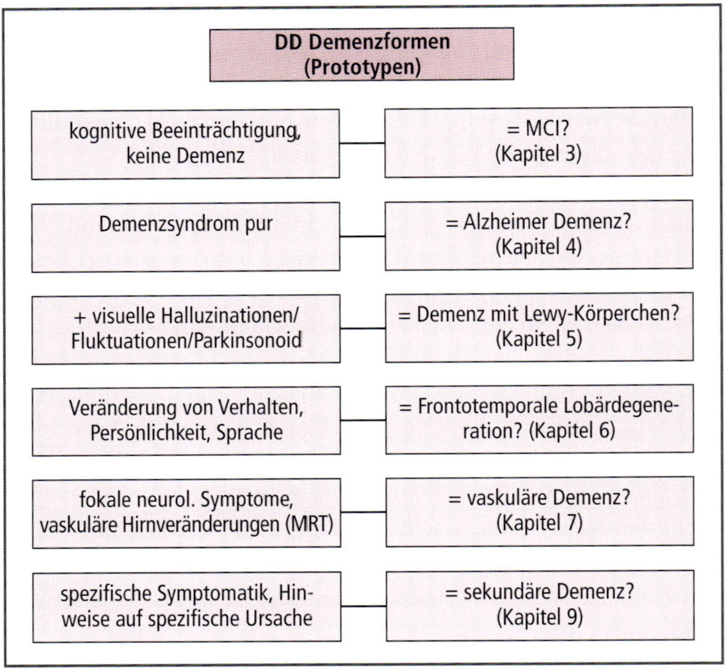

Abb. 1.4: Richtungsweisende Symptome zur Differenzialdiagnose „prototypischer" Demenzformen.

3 bis 9). Einige einfache Hinweise können genügen, um den Verdacht in eine bestimmte diagnostische Richtung zu lenken (Abb. 1.4).

In Tabelle 1.2 werden die charakteristischen Symptome der sogenannten kortikalen und subkortikalen Demenzen gegenübergestellt. Die wichtigsten Prototypen sind die frontotemporalen Degenerationen mit Beginn im Neokortex und die subkortikale progressive supranukleäre Parese (PSP, Steele-Richardson-Olszewski-Syndrom) mit Beginn im Hirnstamm.

Tab. 1.2: Charakteristika von neokortikaler und subkortikaler Demenz.

Lokalisation	„Werkzeugstörungen"	„Basisstörungen"
Neokortex	… Aphasie Agnosie Apraxie	
Limbisches System	Amnesie	Vergesslichkeit
Hirnstamm		Verstimmung (Depression) Verlangsamung Verspannung (EPMS) …
Beispielkrankheiten: neurodegenerativ – vaskulär –	 frontotemporale Degeneration; „Multi-Infarkt-Demenz"	 progressive supranukleäre Parese; subkortikale vaskuläre Enzephalopathie

2 Basisdiagnostik und -therapie

Hausärzte tragen die Hauptlast der ärztlichen Versorgung und damit der Verantwortung für die Diagnose, Beratung und Behandlung bei den meisten Demenzerkrankungen. Diese ergibt sich bereits aus den Verhältnissen der Zahlen dementer Patienten einerseits und andererseits den Zahlen der vergleichsweise vielen Hausärzte (praktische Ärzte, Allgemeinmediziner, hausärztlich tätige Internisten), der wenigen Nervenärzte (Psychiater und Neurologen) und der verschwindend wenigen Geriater, die auch noch zumeist in Kliniken tätig sind. In der hausärztlichen Primärversorgung liegt die Chance zu einer Verbesserung der Früherkennung, zu rechtzeitigen Weichenstellungen hinsichtlich weiterer diagnostischer und therapeutischer Schritte. Hier liegt die Verantwortung zur Einleitung und Überprüfung angemessener Behandlungspläne.

Im Übrigen suchen 90% der älteren Menschen ziemlich regelmäßig den Hausarzt auf; dies ist ein weiterer Grund, weshalb Hausärzte auch für die Behandlung der Demenz prädestiniert sind. Nur vergleichsweise wenige Patienten konsultieren regelmäßig einen Psychiater oder Neurologen. Im Falle einer demenziellen Erkrankung übernimmt der Hausarzt in der Regel die Aufgabe des Case-Managers, der verschiedene therapeutische Maßnahmen koordiniert und auch bei der Vermittlung sozialer Hilfen unterstützend mitarbeitet. Häufig besteht zwischen Hausarzt und Patient ein langjähriges Vertrauensverhältnis. Bereits beim ersten diagnostischen Verdacht ist besondere Rücksicht hinsichtlich der folgenden sensiblen Punkte angebracht:

- Alte Menschen neigen zu einem Gesundheitsoptimismus.
- Alte Menschen haben Angst um ihre Selbstständigkeit.
- Alte Menschen schämen sich wegen ihrer Gedächtnisstörungen.
- Alte Menschen haben Angst vor „Alzheimer“.

Dennoch muss eine konsequente Diagnostik angestrebt und durchgeführt werden, ohne den Patienten in seiner Würde und Selbstwahrnehmung zu verletzen. Hier kann eine Aufgabenteilung mit dem Psychiater und Neurologen sinnvoll sein, um ein lang gewachsenes Vertrauensverhältnis zwischen Patient und Hausarzt und damit die Weiterbehandlung nicht durch einen scheinbar harmlosen Gedächtnistest zu belasten.

Die Behandlung und Betreuung dementer Patienten verlangt von Hausärzten Kompetenz in der Sache und Bereitschaft zur Kooperation. Der enge Kontakt zu den Angehörigen des Patienten ist eine wichtige Voraussetzung für den möglichst langen Erhalt einer brauchbaren Lebensqualität beider. Demente Patienten mit ihrem hohen Betreuungsaufwand in die Organisation eines Praxisalltags einzubinden, erfordert von Hausärzten großes Engagement. Das beginnt mit der Sensibilität für diskrete Hinweise auf mögliche demenzielle Frühsymptome (Vergesslichkeit, Wortfindungsstörung, erste Orientierungsschwierigkeiten, Stimmungsschwankungen und Reizbarkeit) und führt weiter zu einer strukturierten Diagnostik mit Anamnese, Fremdanamnese, körperlicher Untersuchung, EKG, Labor und einem einfachen kognitiven Screening-Test.

Da die Patienten häufig erst in einem mittelschweren Demenzstadium zum Arzt gelangen, führt auch eine einfache Untersuchung häufig zu der klaren Syndromdiagnose Demenz. Und da die Befunde der Patienten inklusive der Berichte über frühere Krankenhausaufenthalte beim Hausarzt zusammenlaufen, reichen die Information vielfach bereits aus, um in diesem fortgeschrittenen Stadium die korrekte Differenzialdiagnose zu stellen und eine geeignete Behandlung einzuleiten.

2.1 Anamnese

Checkliste für die ärztliche Anamnese (modifiziert nach Landendörfer):

- erster Eindruck des Patienten (Äußeres gepflegt oder vernachlässigt? Arztbesuch freiwillig? An der Untersuchung interessiert? Kommunikation gestört? Was hält der Patient von seinen Problemen? Wie ist sein Verhältnis zu Bezugspersonen?)
- bisheriger Verlauf („Hat Ihre Leistungsfähigkeit im Vergleich zu früher nachgelassen?")
- Informationsverarbeitung (Patient wiederholt sich, Erinnerung ist gestört, Suchen verlegter Gegenstände, widerspricht sich im Gesprächsverlauf selbst)
- komplexe Handlungen (gestörte Funktion der Alltagskompetenz (ADL) wie Einkaufen, Haushalt führen etc.)
- Problemlösen und Sozialverhalten (Hilflosigkeit bei plötzlich auftretenden Problemen? Veränderungen im gewohnten Sozialverhalten?)
- räumliche Orientierung (Verlaufen in gewohnter Umgebung)
- Sprache (die „richtigen" Worte fehlen, kann einem Gespräch nicht mehr folgen)
- Verhalten (ungewohnte Passivität, ungewohnte Reizbarkeit, Fehlinterpretation akustischer oder visueller Reize)
- **Vorerkrankungen** (kardiovaskulär, pulmologisch, hämatologisch etc.)
- **Medikamente** (Welche Medikamente nimmt der Patient derzeit ein? Wirken sie sich eventuell negativ auf die Gedächtnisleistung aus? Werden verordnete Medikamente auch eingenommen?)
- **Risikofaktoren** (Demenz bei Verwandten 1. Grades, vorangegangene Schädel-Hirn-Traumata, eingeschränkte Schulbildung etc.)

Fremdanamnese. Neben der Anamnese durch den Arzt spielen auch die Beobachtungen der nächsten Bezugspersonen des Patienten eine wichtige Rolle für die sinnvolle Demenzanamnese. Die Bezugsperson ist außerdem meistens der wichtigste Partner des Hausarztes in der Frage, welche Betreuung für den Patienten sinnvoll und wichtig wäre. Insofern ist es unerlässlich, die Bezugsperson nach ihren Eindrücken vom Patienten und seiner kognitiven Entwicklung zu fragen. Der Arzt sollte jedoch vorher für sich selbst beurteilen, wie er die Bezugsperson einschätzt. Ist sie fähig, eine gewisse Objektivität zu wahren? Ist sie in das Betreuungsnetz integrierbar? Wie geht die Bezugsperson mit dem Patienten um?

Beginn und Verlauf. Bei einem akuten Beginn z.B. muss an eine entzündliche Genese gedacht werden, bei Fluktuationen der Symptomatik an eine Demenz mit Lewy-Körperchen (DLB) oder einen Normaldruckhydrozephalus (NDH), bei schneller Verschlechterung an die Creutzfeldt-Jakob-Erkrankung (CJD), bei Rezidiven an eine Multiple Sklerose (MS) und bei stufenweiser Verschlechterung an wiederholte Infarkte („Multi-Infarkt-Demenz, MID").

2.2 Untersuchung

Körperliche Untersuchung. Eine Reihe häufiger somatischer, neurologischer und psychischer Erkrankungen kann zu einer Demenz führen oder die Symptomatik verschlimmern. Sie müssen erkannt und behandelt werden. Dabei handelt es sich um folgende Ekrankungen:

- Hypo- und Hyperthyreose
- Vitamin-B12-Mangel
- Normaldruckhydrozephalus (NDH; Trias fluktuierende kognitive Leistungen, Gangataxie, Harninkontinenz)
- Schlafapnoe-Syndrom
- Chronisch Obstruktive Atemwegserkrankung (COPD)
- Neuroborreliose
- Immunerkrankungen, z.B. systemischer Lupus erythematodes

- Alkohol-induzierte Störungen
- Medikamenten-bedingte Störungen
- Demenzsyndrom der Depression

Wichtige körperliche Symptome sind:
- Hyper- und Hypotonie: 24-Stunden-Verlauf
- Geräusche über Herz und Karotiden
- Zeichen einer peripheren arteriellen Verschlusskrankheit
- Arrhythmie
- Zeichen einer Herzinsuffizienz
- Zeichen einer COPD oder Hypoxie
- Hinweise auf neurologische Krankheiten: Tremor, Hypokinese, Rigor, Gangstörungen, Sensibilitätsstörungen, Herdzeichen
- Hinweise auf gravierende psychische Erkrankungen

„Pathognostische" Symptome. Bei folgenden Symptomen sollte die jeweils aufgeführte Erkrankung in Erwägung gezogen werden:
- Phänomen der fremdgesteuerten Extremitäten („Alien hand, Dr. Seltsam Symptom") → kortikobasale Degeneration
- Unfähigkeit repetitive Bewegungen zu bremsen (Applaus-Zeichen) oder eine vertikale Blickparese → progressive supranukleäre Parese (PSP)
- Inkontinenz → Normaldruckhydrozephalus (NDH)
- sehr starke Kopfschmerzen → Vaskulitis (auch bei einer Alzheimer-Demenz werden häufig Kopfschmerzen angegeben)
- Myoklonien → Creutzfeldt-Jakob-Krankheit (CJD)
- Kayser-Fleischer-Ring → Morbus Wilson (hepatolentikuläre Degeneration; Kupferspeicherkrankheit)
- Cushing Habitus → Hypothyreose

Die Differenzialdiagnose des **Parkinsonoid**s ist vielgestaltig. Neben einem beginnenden Morbus Parkinson kann es sich auch um einen „Pseudoparkinsonismus" handeln, etwa eine symptomatische Gangstörung bei anderen zerebralen und psychischen Störungen, wie subkortikale vaskuläre Enzephalopathie (SVE; Gangapraxie), Normaldruckhydrozephalus (NDH; beinbetontes Parkinsonoid) oder bei einem Subduralhämatom (SDH; Vigilanz?). Bei den genannten Gangstörungen ist die Spurweite im Allgemeinen größer und neben diesem breitbeinigen Gang fallen die Gleichgewichtsstörungen mit Taumeln im Standtest auf. Während bei den letztgenannten Gangstörungen die Arme lebhaft mitbewegt werden, können bei einem Demenzsyndrom der Depression (DSD) und auch einer habituellen Hypokinesie die gesamte gebeugte Körperhaltung, Bewegungsarmut von Extremitäten und Gesicht und Hypophonie dem Bild eines ausgeprägten Morbus Parkinson entsprechen.

Visuelle Halluzinationen lenken den Verdacht auf ein funktionelles (Acetylcholin-Mangel) oder strukturelles Problem (Neurodegeneration, vaskuläre und andere Läsion) im Bereich des visuellen Systems und dabei häufig in den sekundären visuellen Assoziationsarealen (Tab. 2.1). Beim **Charles-Bonnet-Syndrom** handelt es sich um ausgeprägte szenische Halluzinationen, die nicht zwingend mit offensichtlichen kognitiven Defiziten und keinesfalls mit Halluzinationen in anderen Sinnesmodalitäten assoziiert sind. Delirien als Ursachen von Halluzinationen sind häufig durch somatische oder toxische Auslöser, verändertes Aktivitätsniveau und vegetative Zeichen identifizierbar.

Tab. 2.1: Differenzialdiagnose bei visuellen Halluzinationen und Demenzverdacht.

Dement	Verwirrt	Verdacht z.B.
-	-	Charles-Bonnet-Syndrom
-	-	posteriore kortikale Atrophie (siehe Kapitel 5)
-	+	Delir
+	+	Demenz mit Lewy-Körperchen (siehe Kapitel 5)

Laborbefunde. Zur **Routineuntersuchung** gehören Blutzucker, kleines Blutbild, Elektrolyte, BKS oder C-reaktives Protein, gamma-GT, GOT, Kreatinin, Thyreoidea-stimulierendes Hormon (TSH), Vitamin B_{12}. Zur **erweiterten Diagnostik** bei speziellem Verdacht werden empfohlen: Differenzialblutbild, HbA1c, Phosphat, Parathormon, Homocystein, Coerulosplasmin, Lues-Antikörper, HIV, Drogen- und Medikamentenspiegel, T3, T4, Schilddrüsenantikörper, u.v.a. Erhöhte Schilddrüsen-Antikörper können auf eine Hashimoto-Enzephalitis hinweisen; erhöhte Blutkörperchensenkungsgeschwindigkeit oder C-reaktives Protein auf eine entzündliche Genese; Hyper-/Hypoglykämie, HbA1c auf einen Diabetes mellitus; veränderte TSH-Werte auf eine Hypo- oder Hyperthyreose; Treponema-pallidum-Hämagglutinationstest auf eine Neurosyphilis; alle genannten Erkrankungen können als Alleinursache oder Kofaktor eines Demenzsyndroms wirksam werden.

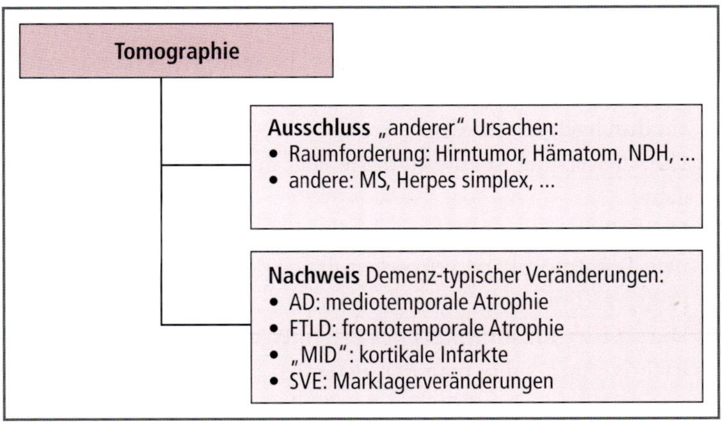

Abb. 2.1: Die Schichtaufnahme des Gehirns dient (1) dem Ausschluss „anderer" möglicher Demenzursachen und (2) dem Nachweis typischer neurodegenerativer und vaskulärer Hirnveränderungen.

Weitere Apparative Diagnostik. Zumindest einmal nach Beginn der Beschwerden sollte der Hausarzt eine **Schichtaufnahme des Gehirns (Tomographie)** veranlassen (Abb. 2.1).

Die **Liquorpunktion** muss besonderen Fragestellungen vorbehalten bleiben (z.B. frühe oder atypische Demenz, Ausschluss entzündlicher oder maligner Ursachen) und sollte entweder in einer Spezialabteilung oder in guter Absprache mit dem zuständigen Labor durchgeführt werden (Proberöhrchen, Versand).

2.3 Tests und Skalen

Kurze kognitive Tests. Für das Überprüfen der kognitiven Leistungskraft gibt es inzwischen eine ganze Reihe brauchbarer Testinstrumente, die auch in der Hausarztpraxis angewendet werden können. Wie beim „Thoraxschmerz" zwingend ein EKG veranlasst wird, so ist bei jedem Hinweis auf eine kognitive Störung ein kognitiver Test erforderlich. Dabei ist zu beachten:

- Kognitive Screenings können in der Hausarztpraxis nach genauer Einweisung und regelmäßiger Supervision auch von einer Helferin durchgeführt werden.
- Die Auswertung ist eine ärztliche oder neuropsychologische Aufgabe.
- Die äußeren Umstände müssen für den Patienten passen: geordnete Testatmosphäre, kein erkennbarer Zeitdruck, positives emotionales Klima.
- Die positive Einstimmung des Patienten auf den Test ist ebenfalls wichtig. Auch sollte man den Patienten bei schlechten Ergebnissen ermutigen, den Test trotzdem vollständig auszuführen.
- Niemals darf das Testergebnis allein zur Diagnosestellung herangezogen werden, aber es bildet einen wesentlichen Baustein in der Gesamteinschätzung von Ausprägung und Art der kognitiven Störungen.

Ziel der Tests ist neben der Objektivierung kognitiver Defizite auch das Festhalten eines Ausgangswertes zum etwaigen Vergleich im weiteren Verlauf. Für differenzialdiagnostische Zwecke sind diese Instrumente kaum geeignet. Gängige Testverfahren sind z.B. der

- **Uhrentest** (beurteilt räumlich-visuelle und abstrakte Defizite relativ frühzeitig)
- **DemTect** (geeignet zur Diagnose auch leichterer Defizite)
- **Mini-Mental-State-Test** (MMST; der Klassiker unter den Kurztests mit Schwächen im ganz frühen und sehr späten Verlauf einer Demenz)

Wesentliche Elemente eines jeden Demenztests sind die Items zum **verzögerten Wiedererinnern** (Abb. 2.2). Zur Testung wird eine Liste von Wörtern vorgelegt oder vorgelesen. Durch die unmittelbare Wiedergabe danach wird sichergestellt, dass der Patient kooperativ und aufmerksam ist, ausreichend hört oder sieht und sich in geeigneter Weise ausdrücken kann. Damit sind z.B. Verwirrtheitszustände und Aphasien auszuschließen. Danach wird der Patient mit einer anderen Aufgabe beschäftigt, die seine Aufmerksamkeit erfordert (z.B. 100 – 7). So wird verhindert, dass er etwa die Liste der Wörter ständig wiederholt und geprüft, ob er sich vorher die Information gemerkt, sie abgespeichert, engrammiert hat. Bei einer Erkrankung des Hippocampus, des deklarativen Lernapparates, funktioniert die Abspeicherung nicht mehr. Somit gelingt einem Patienten mit Alzheimer-Demenz zwar die unmittelbare Wiedergabe zu der keine Abspeicherung erforderlich ist, nicht aber die verzögerte Wiedergabe. Das Altgedächtnis für überlernte Inhalte bleibt dagegen lange Zeit intakt. Es sind andere Erkrankungen des Frontalhirns oder Hirnstamms, bei denen die Motivation oder die Strategie zum Auffinden alter Inhalte fehlen (Abb. 2.2).

Alltagsbewältigung (ADL, activites of daily living): Wie gut eine Person im Alltag zurecht kommt, ist natürlich auch abhängig von der kognitiven Leistungsfähigkeit. Allerdings spielen andere Fakto-

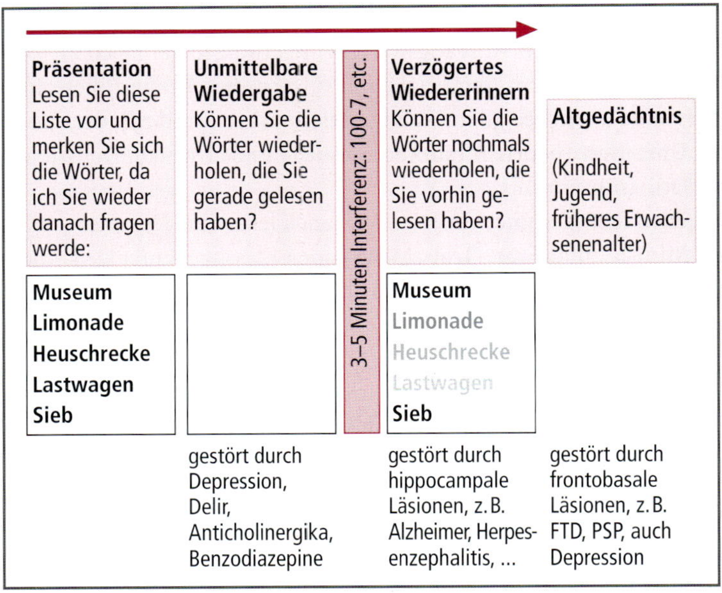

Abb. 2.2: Verzögertes Wiedererinnern („delayed recall") ist eine anfällige, lebenslang leistungslimitierende Eigenschaft – besonders für Patienten mit einer Demenz. Wesentlich ist nicht das unmittelbare, echoartige Wiedergeben des gerade Gehörten oder Gesehenen, sondern das verzögerte Wiedergeben, nachdem das Gehirn zwischenzeitlich mit anderen Aufgaben beschäftigt war. Hierdurch wird nicht nur geprüft, ob die Informationen gehört, verstanden und unmittelbar wiedergegeben werden können, sondern ob es in einer kurzen Lernphase gelungen ist, die Befunde abzuspeichern und danach wieder abzurufen (modifiziert nach Dubois et al. 2002).

ren, wie Hörvermögen, Sehkraft oder motorische Stärke und Koordination ebenso eine Rolle. Deshalb erlaubt ein kognitiver Test alleine noch keine Aussage über die Alltagskompetenz einer Person. Diese Fähigkeit kann vielmehr mit den so genannten Funktions- und Beurteilungsskalen bewertet werden. Das **Functional Assessment Staging (FAST)** ist beispielsweise so eine Skala (Tab. 2.2). Der Fragebogen erfasst basale Funktionen der Selbstständigkeit wie sich

Tab. 2.2: Gekürzte Version des Functional Assessment Staging (FAST; modifiziert nach Reisberg 1988) zur groben Beurteilung der Alltagsfähigkeiten. Diese Skala versucht die Entwicklung, die „Evolution" der Leistungen nachzuzeichnen, die beispielsweise bei der Alzheimer-Demenz sukzessive wieder verloren gehen. Tatsächlich finden sich bei vielen Patienten recht genaue Parallelen zu diesem einfachen Schema, das sich dadurch recht gut zur Dokumentation eignet.

	Leistungsfähigkeit	Mögliches Stadium
1	weder subjektive, noch objektive funktionelle Beeinträchtigung	-
2	subjektive Klagen über das Verlegen von Gegenständen und über Schwierigkeiten bei der Arbeit	?
3	Verminderung der Arbeitsleistung, die auch anderen auffällt; Schwierigkeiten an neue Orte zu gelangen	? MCI
4	verminderte Fähigkeit komplexere Aufgaben zu erledigen, z.B. ein Abendessen mit Gästen zu planen; Bankgeschäfte zu erledigen etc.	? leichte Demenz
5	benötigt Hilfe bei der Auswahl passender Kleidung	? mittelschwere Demenz
6	Schwierigkeiten sich korrekt anzuziehen	
7	nicht fähig, sich richtig zu baden; entwickelt Angst davor, alleine zu baden	? schwere Demenz
8	unfähig, allein die Toilette richtig zu benutzen (Sauberkeit, Spülung, …)	
9	Urininkontinenz	
10	Stuhlinkontinenz	
11	eingeschränktes Sprachvermögen (redet nur noch 1 bis 5 Wörter am Tag)	
12	vollständiger Verlust verständlichen Vokabulars	
13	nicht mehr gehfähig	
14	unfähig selbstständig zu sitzen	
15	kann nicht mehr lächeln	
16	kann den Kopf nicht mehr heben	

selbst Anziehen, Essen bis hin zu komplexen Alltagsaktivitäten wie Telefonieren, Einkaufen, Bankgeschäfte tätigen. Auch die **NOSGER** (Nurses Observation Scale for Geriatric Patients) oder der **Bayer-ADL** (Bayer Activities of Daily Living Scale) sind solche Skalen, die zum Teil nicht nur von medizinischem Personal, sondern auch von den Betroffenen selbst (im frühen und mittleren Stadium einer Demenz) und von Angehörigen ausgefüllt werden können. Diese Instrumente können eine wertvolle Ergänzung zu den kognitiven Tests darstellen, wenn die Objektivierung der abstrakten kognitiven Leistungen die Schwierigkeiten im Alltag nicht ausreichend abbildet, oder wenn der Patient in einem späten Demenzstadium nicht mehr in der Lage ist, bei einem kognitiven Kurztest zu punkten.

2.4 Aufklärung

Die Behandlung eines Patienten mit Demenz beginnt mit dem Aufklärungsgespräch. Über 90% der Allgemeinbevölkerung wollen im Falle einer Demenzdiagnose aufgeklärt werden und über 80% wollen das im Beisein einer Vertrauensperson tun. Weniger als 10% wollen im Erkrankungsfall nicht persönlich informiert werden und ein geringer Prozentsatz ist der Ansicht, dass kein Dritter von der Diagnose erfahren darf. Auch dieser Wunsch wäre vor allem bei Patienten mit leichter Demenz zu respektieren. Gleichzeitig haben Angehörige, deren Leben durch die Demenz des Patienten in Mitleidenschaft gezogen wird, ein Recht auf Information; dies hat jedoch keinen Vorrang vor dem Willen des Patienten. Falls mehrere Termine vereinbart werden können, muss die Diagnose „Alzheimer" nicht notwendigerweise im ersten Aufklärungsgespräch ausgesprochen werden. Nützlicher für Patienten und Angehörige sind Informationen über:

- Symptomatik (Gedächtnisstörungen und deren Konsequenzen für den Alltag, ...)

- Verlauf („Sie dürfen auf einen günstigen Verlauf hoffen, sollten aber vorsichtshalber mit einer weiteren Verschlechterung rechnen und dafür Vorkehrungen treffen.")
- Behandlungsmöglichkeiten (kein „Hirn-Jogging", bei dem auf den Schwächen der Patienten herumgeritten wird, sondern Gedächtnishilfen; Umgang miteinander; Medikamente)
- Eventuell auch Hinweis auf wichtige Maßnahmen für den persönlichen Schutz (Möglichkeit der medizinisch-psychologischen Untersuchung zur Prüfung der Fahrtüchtigkeit[1]; Vorteile frühzeitiger Vorsorgeverfügungen oder Vollmachten)
- Kontakt mit der örtlichen oder Deutschen Alzheimer-Gesellschaft, Informationsmaterial

Spätestens beim letzten Punkt fällt der angstbesetzte Begriff „Alzheimer". Hier hilft erfahrungsgemäß die Aufklärung über die Häufigkeit dieser altersassoziierten Hirnveränderungen und die Information, dass deren Folgen große Teile der Bevölkerung im höheren Lebensalter betreffen, dass alle aufgrund der hohen Lebenserwartung gefährdet sind, (im Allgemeinen) keine persönliche Schuld zugrunde liegt und es sich (wiederum im Allgemeinen) nicht um eine Erbkrankheit handelt.

Demenz als „Familienerkrankung" (nicht Erbkrankheit!!!). Demenzen betreffen die ganze Familie. Partnerschaften können daran zerbrechen, aber auch erstaunlich häufig daran wachsen. Meist muss der Ehepartner und zum Teil die ganze Familie für Jahre ihre

---

1 Nach meiner persönlichen Meinung (HF) wird dieser Punkt in der Bundesrepublik zu liberal gehandhabt: Beim begründeten Verdacht auf eine demenzielle Erkrankung besteht eine akute Fremd- und Selbstgefährdung, sobald der Betroffene ein Fahrzeug steuert. Wie schwierig sich entsprechende Beratungsgespräche entwickeln können, ist mir gut bekannt.

Pläne ändern und auf die Erkrankung zuschneiden. Die meisten dementen Menschen werden im frühen und mittleren Stadium zu Hause versorgt. 90% der häuslich Pflegenden sind Kinder oder Ehepartner. Die Betreuung der Angehörigen gehört deshalb zu der Therapie eines Patienten mit Demenz dazu.

Nach Möglichkeit sollte auch Angehörigen bei den ersten Kontakten Gelegenheit gegeben werden, Fragen und Empfindungen zu äußern. Mit dem Einverständnis des Patienten können unter vier Augen nochmals wichtige Aspekte bezüglich der Natur der Demenz, der Kommunikation mit dem Patienten (verminderte verbale Kommunikations- und Gedächtnisleistungen), des nicht konfrontierenden Umgangs und der Regelung gemeinsamer Belange (finanzielle und rechtliche Angelegenheiten) besprochen werden. Dabei ist wichtig, auf die Bedeutung von Einstellung und Gesundheit des Pflegenden für das Befinden des Patienten hinzuweisen. Dies kann einer Opferhaltung vorbeugen und dazu beitragen, dass Angehörige selbst rechtzeitig Unterstützung suchen. Während der weiteren Behandlung muss immer versucht werden, mit Angehörigen alleine über deren körperliche Gesundheit, Nachtruhe und mögliche Depressivität zu sprechen.

Auch eine behutsame Aufklärung stellt eine große Belastung für Patienten und Angehörige dar. Nicht selten kommen grundsätzliche Zweifel an der Diagnose auf; die Familie kann von großer Trauer und dem Gefühl der Hilflosigkeit erfasst werden; katastrophale Überzeichnungen in den Medien und die befürchtete Stigmatisierung seitens der Bekannten tragen zu den Ängsten bei. Bei der Aufklärung ist also großes Einfühlungsvermögen gefragt, ohne in Mitleid zu zerfließen. Die folgenden Strategien sind von Vorteil:

- Ehrlichkeit, aber Beachten der individuellen Belastbarkeit und Bedürfnisse der Betroffenen und der Angehörigen
- es gibt ein Recht auf Nicht-Wissen
- Bekräftigen eines therapeutischen Bündnisses mit Patient und Familie

- Frage nach der Betreuungsvollmacht und weiteren psychosozial wichtigen Weichenstellungen
- Dokumentation der wesentlichen Inhalte des Gespräches

Der ärztliche Pragmatismus bei der Aufklärung der Patienten bezieht sich sowohl auf die individuelle Einschätzung des Informationsbedürfnisses als auch auf die Priorisierung einzelner Informationen: Für den Patienten ist die praktische Beratung hinsichtlich der Angelegenheiten, die geregelt werden müssen, als auch bezüglich der Therapiemöglichkeiten von weit größerer Bedeutung, als fragwürdige Einschätzungen des weiteren Krankheitsverlaufs. Die gut dosierte Mitteilung von Fakten und Empfehlungen an Patient, Angehörige und andere bleibt eine schwierige ärztliche Aufgabe, bei der man sich nicht auf frühere Äußerungen eines autonomen, selbstbestimmten und damals nicht selten schlecht informierten, wenig vorausschauenden und einfühlsamen, dafür selbstherrlichen Individuums verlassen darf. Der allgemein angegebene Wissensdurst aus gesunden Tagen deckt sich nicht notwendigerweise mit dem Bedürfnis nach Trost und Rat im Falle einer eigenen Erkrankung.

2.5 Psychosoziale Unterstützung

Es ist eine weit verbreitete Annahme, dass kognitives Training den Abbau der Leistungskraft des Gehirns bei Patienten mit Demenz aufhalten könnte. Die Wirksamkeit solcher kognitiven Trainingsversuche ist bei Demenzen allerdings nicht ausreichend belegt. Leichte positive Effekte auf die kognitiven Leistungen wurden nur bei Patienten mit leichter Demenz gezeigt. Zumeist wurden jedoch nur aktuell im Training gelernte Inhalte besser wiedergegeben. Die meisten Effekte, die beschrieben werden, können auf allgemeine psychosoziale Aktivierung zurückgeführt werden. Durch überzogene Erwartungen von Angehörigen können überforderte Demenzkranke aber auch in erheblichem Maße zu Verzweiflungsreaktionen gebracht werden. „Trainingsversuche" sollten bei Demenzerkrankungen deshalb eher unter dem Aspekt der allgemeinen psychosozialen Aktivierung als unter dem Aspekt des Lernerfolges betrachtet werden. Leistungsdruck ist kontraproduktiv. Allgemeine geistige, psychosoziale und körperliche Aktivierung sowie geeignete Zuwendung, die z.B. auch im Rahmen von Ergo-, Musik-, Tanz-, Kunsttherapie en passant vermittelt werden, oder multisensorische Stimulation können zu einer wesentlichen Verbesserung von geistiger Leistungsfähigkeit und subjektivem Wohlbefinden beitragen.

Eine jüngere, sehr umfangreiche und um Objektivität bemühte Analyse nicht-medikamentöser Verfahren kam zu ernüchternden Ergebnissen. Selbst in den vermutlich enthusiastisch durchgeführten Therapiestudien konnte großenteils kein signifikant vorteilhafter Effekt nachgewiesen werden:

- Validation → kein Vorteil der emotionsorientierten Pflege im Vergleich zur Pflege „wie üblich"
- Ergotherapie → gegenüber Gruppen ohne Ergotherapie keine überzeugenden Effekte
- sensorische Stimulation/Snoezelen → tendenziell positive Ergebnisse in der Hälfte der wenigen Studien
- Progressive Muskelentspannung → kein Vorteil
- Realitätsorientierung → tendenziell positive Effekte
- Reminiszenz → keine Unterschiede

Damit liegt für keines der Verfahren nicht-medikamentöser Therapien eine ausreichende wissenschaftliche Evidenz für die Wirksamkeit vor. Die Studienlage ist insgesamt mangelhaft. Ein fehlender Nachweis von Wirksamkeit darf jedoch nicht mit dem Nachweis von Unwirksamkeit verwechselt werden. Kein vernünftiger Angehöriger, Arzt oder Gesundheitsplaner würde daraus schließen, dass eine qualifizierte „nicht-pharmakologische" Unterstützung verzichtbar sei.

Jedem, der sich mit Forschungsmethodik beschäftigt hat, ist unmittelbar klar, wie schwierig die Effektivität derartiger Maßnahmen wissenschaftlich zu untersuchen ist, da im Gegensatz zu den meisten modernen Multicenter-Studien zur Wirksamkeit von Medikamenten keine echte Verblindung und zum Teil auch keine wirkliche Randomisierung und adäquate Fallkontrolle vorgenommen werden kann.

Alltagsbeobachtung zeigt, dass das rechte Maß und die rechte Art der Zuwendung zu deutlicheren positiven Effekten führen können als allein die Gabe einer Tablette. Es bleibt aber offen, ob sich jenseits dieser Erfahrung auch ganz bestimmte, spezifische Umgangsweisen entwickeln lassen, die von vielen Therapeuten für die meisten Patienten und für die meisten Pflegenden noch vorteilhafter eingesetzt werden können.

Studien zur Wirksamkeit psychosozialer Interventionen bei Angehörigen ergaben ein uneinheitliches Bild. Falls es gelingt, **Psychoedukation**, **Angehörigengruppen** und **telefonische Unterstützung** über längere Zeiträume zu organisieren, kann die Aufnahme der Patienten in Krankenhaus oder Pflegeheim durchaus verschoben werden. Es bleibt jedoch die Frage, ob dies wirklich das relevante und erstrebenswerte Ziel einer solchen Intervention sein soll. Eine Metaanalyse ergab immerhin nach ausführlicheren Interventionen einen Wissenszuwachs und eine gewisse psychische Entlastung der Angehörigen sowie damit einhergehend eine Stimmungsverbesserung auf Patientenseite.

Auch **technische Assistenzsysteme** können für Patienten und Pflegende eine unterstützende Funktion haben, die man nicht unterschätzen sollte. Laptops, Mobiltelefone und Navigationssysteme werden für die nächste Altengeneration selbstverständliche Begleiter sein, die mit einiger Routiniertheit und möglicherweise beständiger Neugier eingesetzt werden. Bereits jetzt stehen schon technische Systeme zur Verfügung, die sich den veränderten Bedürfnissen einer Person mit kognitiven Störungen anpassen:

- interaktive Trainingsprogramme bei präsymptomatischen und leicht dementen Patienten

- externe Gedächtnishilfen
- Unterstützungssysteme zur Aufrechterhaltung von selbstständiger Lebensführung und Sicherheit bei alleinstehenden Personen mit MCI oder bei körperlich gebrechlichen Ehepaaren
- visuelle und akustische Stimulation zur Unterstützung der Alltagsbewältigung und des Tag/Nacht-Rhythmus
- Monitoring-Systeme in Kleidung und Umfeld zur Erfassung von Verhaltensmustern und Vitalfunktionen
- Alarm- und Ortungssysteme für Privathaushalte und Heime

Diese größtenteils bereits verfügbaren Verfahren wurden bisher zu wenig angewandt und konnten daher nicht für den Einsatz an unterschiedlichen Patientengruppen optimiert werden. Angesichts der wachsenden Zahl aufgeschlossener und unterstützungsbedürftiger Menschen ist eine menschengemäße Perfektion dieser Technologie von besonderem Interesse.

2.6 Medizinische Basistherapie

Die internistische Multimorbidität ist bei älteren Patienten mit einer Demenz groß. Internistische Begleiterkrankungen können die kognitive Leistungsfähigkeit akut verschlechtern. Besonderes Augenmerk ist auf unerwünschte Nebenwirkungen von Arzneimitteln zu legen. Wegen Veränderungen der Pharmakogenetik und Pharmakodynamik des alternden Organismus muss auch besonders auf Arzneimittelinteraktionen geachtet werden.

Hypertonie. Die Hypertonie ist der häufigste kardiovaskuläre Risikofaktor bei älteren Patienten. Auch Männer, die mit 50 Jahren normotensiv sind, entwickeln sehr häufig eine arterielle Hypertonie im späteren Leben. Sowohl in Therapiestudien als auch in epidemiologischen Studien konnte ein Zusammenhang zwischen arterieller Hypertonie und dem Auftreten einer Demenz beobachtet werden. Eine konsequente Blutdruckeinstellung auch zur Verminderung des Schlaganfallrisikos ist dementsprechend unabdingbar.

Hypotonie. Bei Patienten mit degenerativen Demenzen ist der Blutdruck angeblich tendenziell niedriger als bei altersgleichen Kontrollgruppen. Hierfür ist am ehesten Bewegungsmangel verantwortlich und schon eine geringe körperliche Aktivität könnte Abhilfe schaffen. Häufiger und starker postprandialer, orthostatischer und nächtlicher („dipping") Blutdruckabfall können zur Progredienz einer Demenz beitragen. Dementsprechend ist auf eine ausreichende Volumenzufuhr zur Blutdruckstabilisierung und auf potenziell auftretende Hypotonien nach Gabe antihypertensiver Medikamente zu achten.

Antikoagulation. Thrombozytenaggregationshemmung und Antikoagulation sind beim älteren und dementen Patienten mit kardiovaskulären Ursachen häufig relevant. Hier ist es besonders wichtig, dass einerseits die Einnahmetreue hoch ist und andererseits Dosierungsfehler vermieden werden. Ältere Patienten besitzen ein höheres Risiko von Blutungskomplikationen. Diesem muss in der Dosierung der Medikamente leitliniengetreu Rechnung getragen werden.

Wasser- und Elektrolytstörungen. Das Gesamtkörperwasser des älteren Menschen ist reduziert. Eine Hyperhydratation kann bei einer Herzinsuffizienz auftreten. Eine Dehydratation kann die Vigilanz und die kognitive Leistungsfähigkeit erheblich einschränken. Häufigste Ursachen sind Diuretikatherapie, Erbrechen und Durchfallerkrankungen durch interkurrierende Infekte mit Fieber und Schwitzen. Die therapeutischen Maßnahmen sind abhängig von der zugrunde liegenden Störung.

Ernährung. Bei dementen älteren Patienten mit Malnutrition ist insbesondere der Protein- und Energiemangel relevant. Dieser tritt selbst bei 4% der „gesunden" Senioren auf. Pathogenetisch sind insbesondere Inappetenz (bei Demenz und Depressionen oder unerwünschten Arzneiwirkungen), allerdings auch Dysphagien durch neurologische Begleiterkrankungen oder Ösophaguserkrankungen sowie Kauprobleme bei schlecht angepasstem Zahnersatz, Kiefergelenksarthrosen und -arthritiden beachtenswert. Bei eingeschränkten sozialen Kontakten und Verpflichtungen verschleift sich auch die habituelle Nahrungs- und Flüssigkeitsaufnahme und dies bei zusätzlich reduziertem Durst und Hungergefühl im Alter. Der Nährstoff- und Kalorienbedarf ist bei älteren Individuen auf das Körpergewicht und das Aktivitätsmuster bezogen nicht vermindert. Durch begleitende Erkrankungen (auch Parkinson mit Tremor) kann der Energiebedarf erhöht sein und ältere Individuen schneller in eine Mangelernährung treiben. Außerdem können Fehlernährungen mit spezifischen Nährstoffdefiziten, z.B. Vitamin B_{12}-Mangel nach Magen- oder Ileumresektionen, Eisenmangel bei latenten Blutungen oder pathologischen Darmbesiedelungen und Zinkmangel bei chronischen Wunden, bedeutsam sein. Die Kostanpassung nach optimaler Therapie der Grunderkrankung, die Medikamentenumstellung, aber auch die Verordnung von Hilfsmitteln wie Zahnprothesen und Hilfe bei der Nahrungsaufnahme sind neben der Anpassung der Nahrung durch Nahrungssupplemente und ggf. Einleitung einer enteralen Ernährungstherapie über nasale Sonden oder sogar eine PEG mit intermittierender parenteraler Ernährung (Ausnahmesituation) notwendig.

Diabeteseinstellung. Der Diabetes mellitus ist ein Risikofaktor für die Entwicklung sowohl von vaskulären als auch von neurodegenerativen Hirnveränderungen. Deshalb kommt der Diabetesbehandlung in der Primär- und Sekundärprävention eine wichtige Rolle zu. Allerdings gibt es keine Studien, die belegen, dass durch eine antidiabetische Therapie kognitive Funktionen beeinflusst werden können. Es muss aber davon ausgegangen werden, dass eine möglichst euglykämische Blutzuckereinstellung anzustreben ist. Dies wird allerdings bei bereits vorliegenden kognitiven Problemen erschwert. Daneben ist eine euglykämische Blutzuckereinstellung auch mit vermehrten Hypoglykämien assoziiert, welche wiederum die Leistungsfähigkeit beeinträchtigen können.

In der Behandlung von Diabetikern mit Demenz sollten deshalb vor allem einfache medikamentöse Ansätze zum Einsatz kommen, die nicht zu Hypoglykämien führen und gleichzeitig mit einer Verbesserung anderer kardiovaskulärer Risikofaktoren assoziiert sind (z.B. Metformin, Glitazone, Acarbose). Allerdings müssen die häufig vorliegenden Kontraindikationen beachtet werden. Sulfonylharnstoffe und Insulin, welche selbst weniger Kontraindikationen haben, können zu Hypoglykämien führen. Inwieweit neuere Therapieansätze, wie GLP1-Analoga oder DPP-IV-Inhibitoren in der Behandlung von diesen Patienten eine Rolle zukommt, ist noch ungeklärt. Eine intensivierte Insulintherapie (mit dem Vorteil einer großen Flexibilität) ist in der Behandlung von Patienten mit vaskulärer Demenz nur von untergeordneter Bedeutung. Die Diabetesbehandlung bei dementen Patienten muss also individualisiert erfolgen. Da es keine eindeutige Evidenz dafür gibt, dass eine gute Blutzuckereinstellung die VD verbessert, sollte sich die Diabetesbehandlung an der Vermeidung anderer Komplikationen und an Sicherheitsaspekten (Verhinderung von Hypoglykämien, starker Blutzuckerschwankungen, Nebenwirkungen) orientieren.

2.7 Kooperation und Klinik

Fachliche Kooperation mit Psychiatern oder Gedächtnissprechstunden ist in den folgenden klinischen und psychosozialen Situationen geboten:

- früher Beginn, junge Patienten
- frühes, diagnostisch unklares Stadium
- atypisches Bild mit Verdacht auf seltene oder komplexe Ursache
- rasche Progredienz
- schwer zu behandelnde Störungen des Erlebens und Verhaltens

Eine **stationäre Aufnahme** dementer Patienten kann in folgenden Situationen notwendig werden:

- anspruchsvolle diagnostische Maßnahmen, die bei gebrechlichen Patienten ambulant nicht ohne Mehraufwand sicher organisierbar und durchführbar sind (neuropsychologische Testung + Liquorpunktion + funktionelle Bildgebung etc.)
- Neue Hinweise auf eine dringend klärungsbedürftige Differenzialdiagnose, falls der Patient sonst nicht führbar ist (z.B. akut aufgetretener Verwirrtheitszustand, zerebraler Anfall etc.)
- notwendige Diagnostik und Behandlung somatischer Grund- und Begleiterkrankungen

Alleine eine fortgeschrittene Demenz oder das Auftreten von Störungen des Erlebens und Verhaltens stellen keinen ausreichenden Grund für eine Krankenhausaufnahme dar und sollten im Interesse des Patienten vor Ort gelöst werden. Die Einweisung kann den Zustand des Patienten verschlechtern und Behandlungserfolge sind oft nicht von langer Dauer.

Die Entlastung pflegender Angehöriger ist ein willkommener Nebeneffekt, stellt aber keinen ausreichenden Grund für eine Krankenhausaufnahme dar. Die kurzfristige Übernahme zur Behandlung von Störungen des Erlebens und Verhaltens führt häufig nicht zu den erwünschten anhaltenden Erfolgen und sollte unterlassen werden.

Viele demente Patienten müssen aus **internistischen und chirurgischen Gründen** stationär versorgt werden, die nur mit der Kompetenz in den spezialisierten Fachabteilungen zu bewältigen sind. Eine hochspezialisierte eindimensionale Diagnostik und Therapie kann aber bei dementen Patienten zu einer akuten oder chronischen Verschlechterung von Befinden und Leistungsfähigkeit führen, da angesichts der psychischen und physischen Multimorbidität, der Gebrechlichkeit und der Polypharmazie zahlreiche Interaktionen und Komplikationen zu bedenken sind. Alte Patienten sind bei einer Krankenhausbehandlung besonderen Risiken ausgesetzt, die zum

Teil verhindert oder gering gehalten werden können. Gleichzeitig bietet der Aufenthalt im Krankenhaus eine Chance „en passant" wichtige Risikomerkmale festzustellen und Vorkehrungen für die Zukunft zu treffen. Körperliche Erkrankungen, hohes Alter und vorbestehende kognitive Defizite, sensorische Probleme und Depression begünstigen die Entwicklung eines **Verwirrtheitszustands** im Krankenhaus. Das Auftreten eines Verwirrtheitszustands während einer Krankenhausbehandlung stellt einen wichtigen Risikoindikator für die Entwicklung einer Demenz in den Folgejahren dar.

Bereits eine sorgfältige geriatrische Untersuchung der Fähigkeiten und Defizite alter Patienten (**Comprehensive Geriatric Assessment, CGA**), reduziert die Aufenthaltsdauer der Patienten im Krankenhaus, verbessert die Funktionsfähigkeit und kann einen Beitrag zur Kostensenkung leisten. Das CGA verbessert insbesondere das Management von Delir, Schmerz, Obstipation, Inkontinenz und Stürzen, wodurch in einer Untersuchung die Aufenthaltsdauer im Mittel um vier Tage reduziert werden konnte. Ein Verwirrtheitszustand kann die Lebensqualität der Patienten kurz- und mittelfristig deutlich beeinträchtigen und dieser Verlust kann durch gezielte Interventionen abgemildert werden. Ein gerontopsychiatrischer Liaisondienst von Pflegekräften kann zu einer Verminderung der Depressivität alter Patienten beitragen, allerdings sind die Ergebnisse uneinheitlich. Für interdisziplinäre Liaison-Teams war jedoch ein überzeugender und positiver Effekt auf Affekt, Lebensqualität und Wiedereinweisungsrate zu verzeichnen. Selbst bei Patienten mit leichter und mittelschwerer Demenz fanden sich in einer randomisierten Studie Hinweise auf einen günstigeren Therapieverlauf nach einer Hüftgelenksfraktur. Eine neuere Metaanalyse kam zu dem Ergebnis, dass interdisziplinäre Interventionen sowohl chirurgischer als auch konservativer Fächer bei älteren Patienten die Inzidenz von Verwirrtheitszuständen signifikant senken; zudem ergaben sich vorteilhafte Wirkungen auf Schwere und Dauer doch aufgetretener Delirien und die nachfolgende Leistungsfähigkeit der Patienten.

Durch eine einfache Identifikation von Risikopatienten (z.B. Alter > 80, manifeste kognitive Defizite, Notfallaufnahme z.B. wegen Fraktur, multimorbid, polypharmaziert), persönliche Begleitung durch eine Pflegekraft, Unterstützung der Wahrnehmung (z.B. Brille, Hörgerat) und die Wahl möglichst schonender Interventionen können Komplikationen verhindert oder abgeschwächt werden (Abb. 2.3). Erfolgreiche Interventionsprogramme zur Vermeidung von Komplikationen und zu deren rascher Rückbildung während der stationären Behandlung umfassen mehrere der folgenden Elemente:

- frühzeitige Identifikation und Kontaktaufnahme mit Risikopersonen
- Information und Anleitung von Angehörigen und ggf. Pflegekräften
- Behandlung von Dehydrierung, Elektrolytstörungen, metabolischen Veränderungen, Fieber, Hypoxie, Infektionen und Schmerzen
- Kompensation von Seh- und Hörstörungen, Schlafentzug etc.
- Training bei Immobilität, Inkontinenz, Desorientiertheit
- frühzeitige Entlassungsplanung

An einer Reihe von Orten bestehen bereits gerontopsychiatrische und geriatrische Fachabteilungen, in denen sich multiprofessionelle Teams erfolgreich mit Prävention, Frühdiagnostik, Akuttherapie, Rehabilitation, aber auch mit Angehörigenberatung, Psychoedukation, Lehre und Forschung befassen. Vor allem die enge Vernetzung der Gerontopsychiatrie mit den anderen Fächern der Medizin ist bisher in Allgemeinkrankenhäusern noch nicht befriedigend gelungen. Diese Entkoppelung führt für alte multimorbide Patienten und ihre Angehörigen zu dramatischen und eigentlich unerträglichen Konsequenzen: Vielfach werden internistisch und chirurgisch dringend behandlungsbedürftige demente Patienten aufgrund von belastenden Störungen des Verhaltens in fachlich isolierte psychiatrische Kli-

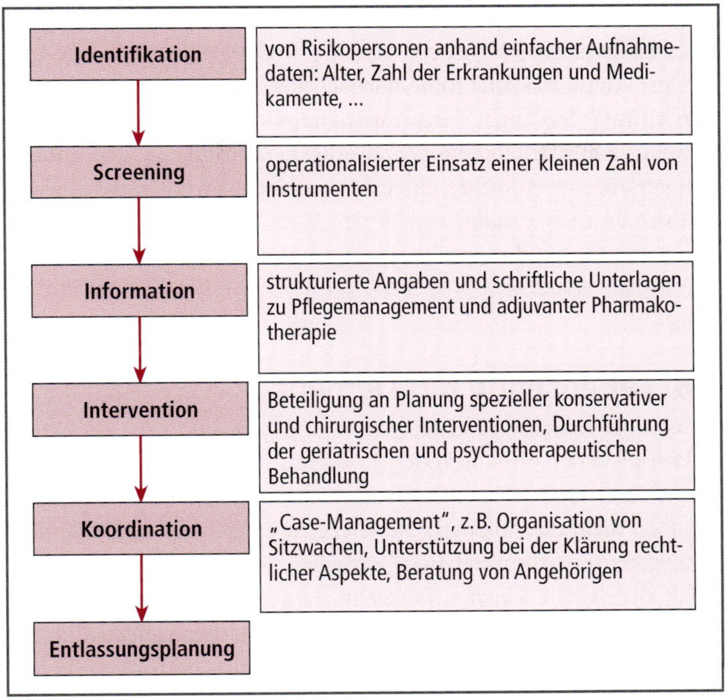

Abb. 2.3: Der demente Patient im Krankenhaus ist ein Risikopatient, der identifiziert, genauer untersucht und intensiver betreut werden muss als andere alte Patienten. Die Abbildung zeigt eine Übersicht der empfehlenswerten Maßnahmen bis hin zur Entlassungsplanung.

niken abgeschoben! Suboptimale Versorgung der speziellen medizinischen Problematik, nochmalige Traumatisierung des Patienten und eine vermehrte Belastung der Angehörigen sind die Folgen.

Konsiliar- und Liaisondienste. Alte Patienten mit komplexen Störungen werden heute in den jeweiligen Fachabteilungen der Krankenhäuser durch psychiatrische und geriatrische Konsiliardienste auf Anforderung in sehr unterschiedlicher Intensität mit betreut. Bei uns ist die Versorgungslandschaft ebenso heterogen wie in anderen Ländern.

Den komplexesten Problemen der Altersmedizin muss mit der Einrichtung von mehr gerontopsychiatrischen, geriatrischen oder gemeinsamen Fachabteilungen an Allgemeinkrankenhäusern Rechnung getragen werden, deren Hauptaufgaben sowohl in der Rehabilitation als auch zunehmend in der Akutdiagnostik und -therapie liegen müssen.

2.8 Lebensende mit Demenz

In Europa leiden etwa **30%** der Bevölkerung vor ihrem Tod an einer ausgeprägten Demenz; ebenso viele leiden an kognitiven Störungen, die noch nicht das Ausmaß einer Demenz erreichen. Damit ist nicht der sogenannte „terminal drop“ gemeint, also der geistige Leistungsabfall, der dem Tod kurz vorausgeht. Da wir in der Versorgung nicht optimal auf diese Situation vorbereitet sind, sterben viele der Patienten unter schwierigen Bedingungen mit teilweise konfusem Hin und Her zwischen ambulanten und stationären Einrichtungen. Der Sterbeort variiert stark zwischen unterschiedlichen Ländern. Derzeit versterben in der BRD etwa 40% der dementen Patienten in Krankenhäusern und bis zu 25% in Pflegeheimen.

Gesunde Erwachsene betrachten das Leben mit Demenz häufig als nicht lebenswert und diese Haltung kann Auswirkungen auf die Planung der eigenen Zukunft haben. Demgegenüber halten nur vergleichsweise wenige Demente und Patienten mit anderen schwerwiegenden neurodegenerativen Erkrankungen ihr Leben für hoffnungslos. Dies trifft im Übrigen auch für andere schwerwiegende Erkrankungen zu. Der Eindruck von der Lebensqualität der Patienten wird im Spätstadium der Demenz vorwiegend geprägt vom körperlichen Zustand und der Umgebung des Patienten. Angehörige, die vielfach für die Patienten entscheiden müssen, werden in ihren Überlegungen und Entscheidungen für den Patienten häufig von emotionalen Motiven (Tod als Tragödie und Erlösung, Entlastung und Schuld beim Einstellen lebensverlängernder Maßnahmen, fragwürdiger Wert einer Lebensverlängerung) geleitet. Die Ambivalenz bei Behandlungsentscheidungen zeigt sich in dem Wunsch, den Patienten in Würde und seinen präsumptiven Vorstellungen entsprechend sterben zu lassen, andererseits bestehen Angehörige im Vergleich zu Ärzten auch bei sehr geringer Erfolgsaussicht sehr viel häufiger auf aktiven Behandlungsversuchen. Die Bereitschaft, auf eine Notfallverlegung von Pflegeheim in ein Krankenhaus zu verzichten, steigt, wenn die Entscheidung nicht von einem Angehörigen getroffen werden muss. Eine Studie in den USA ergab, dass bei mehr als 50% der dementen Patienten in Pflegeheimen schriftlich festgelegt war, auf eine Reanimation, aber bei nur 1% auf eine akute Verlegung ins Krankenhaus zu verzichten.

Rechtssituation. Seit dem 01.09.2009 ist in der Bundesrepublik das neue Gesetz zur Patientenverfügung in Kraft. Danach sind Patientenverfügungen, die von einwilligungsfähigen Volljährigen schriftlich abgefasst wurden, für Arzt und Betreuer verbindlich. Der Begriff der Einwilligungsfähigkeit ist dabei abzugrenzen von der sogenannten Geschäftsfähigkeit. Einwilligungsfähig ist ein Mensch, der „die Art, die Bedeutung, die Tragweite und die Risiken einer beabsichtigten medizinischen Maßnahme sowie von deren Ablehnung verstehen und seinen Willen hiernach bestimmen kann“. Somit können auch Patienten mit einer Demenz, die aufgrund ihrer kognitiven Einschränkungen schon die volle Geschäftsfähigkeit eingebüßt haben, im Hinblick auf ärztliche – auch lebensverlängernde – Maßnahmen durchaus einwilligungsfähig sein und sind damit auch in der Lage, eine wirksame Patientenverfügung zu erstellen. Dabei ist gerade bei einer Demenz eine angemessene ärztliche Beratung zu empfehlen und auf der Patientenverfügung zu dokumentieren. Der beratende Arzt soll auch die Einwilligungsfähigkeit des Patienten

Tab. 2.3: Beurteilung von Schmerz bei Demenz (BESD; gekürzt nach Basler et al. 2006).

	0	1	2	Wert
Atmung	normal	angestrengt	sehr angestrengt	
Negative Lautäußerung	keine	Stöhnen etc.	Laut ächzen etc.	
Gesichtsausdruck	neutral	ängstlich, traurig	Grimassieren	
Körpersprache	entspannt	nervös	hoch angespannt	
Trost	nicht notwendig	zu beruhigen	untröstlich	

zum Zeitpunkt der Abfassung einer Patientenverfügung schriftlich bestätigen, um späteren Anfechtungen zuvorzukommen.

Diagnostik im Spätstadium. Eine Reihe von Beobachtungsskalen und Tests eignet sich auch zur Beurteilung von Patienten im späten Verlaufsstadium einer Demenz, die ihre Symptome und Bedürfnisse nicht mehr benennen können. Besonders wichtig ist hierbei die Einschätzung von Schmerzen. Die **BESD** (Beurteilung von Schmerz bei Demenz) zeichnet sich durch Plausibilität und leichte Verwendbarkeit aus (Tab. 2.3).

Die **Mini-Suffering State Examination (MSSE)** berücksichtigt neben den Anhaltspunkten für Schmerzen noch weitere, praktisch relevante Aspekte für die Gesamteinschätzung eines Patienten (Tab. 2.4).

Prognostik und Therapieplanung. Die Prognostik zum Lebensende dementer Patienten ist mit einiger Unsicherheit behaftet, da sich ihre heterogene Verlaufsdynamik von anderen terminalen Erkrankungen unterscheidet (Tab. 2.5).

Palliativbehandlung. Empfohlen wird im Bedarfsfall die Gabe von Schmerz- und anderen symptomlindernden Medikamenten

Tab. 2.4: Mini-Suffering State Examination. Für jedes Kriterium wird ein Punkt vergeben; 0–3 gilt als geringfügige, 4–6 als mittelschwere und 7–10 als schwere Belastung (modifiziert nach Aminoff et al. 2004).

	Kriterium
1	unruhig
2	Schreien
3	Schmerzen
4	Decubitus
5	Malnutriton
6	Probleme mit dem Essen
7	invasive Eingriffe
8	medizinisch instabil
9	leidet aus medizinischer Sicht
10	leidet nach Ansicht der Angehörigen
	MSSE-Score

nach den in der Palliativmedizin allgemein geltenden Regeln. Dabei sind die bekannten pharmakologischen Besonderheiten bei hochbetagten und zum Teil multimorbiden Patienten zu berücksichtigen. Dazu gehören:

- die Dosisanpassung bei Leber- und Niereninsuffizienz,
- die Möglichkeit paradoxer Reaktionen bei der Gabe von Benzodiazepinen sowie
- die Wirkungsabschwächung von Opioiden durch die Gabe mancher selektiver Serotonin-Reuptake-Inhibitoren (SSRI).
- Die Gabe von Sauerstoff soll nur bei einer pulmonalen Grunderkrankung mit nachgewiesener Hypoxie (SAO2 < 90%) erfolgen,

Tab. 2.5: Eine ungefähre Einschätzung der Prognose ist mit dem folgenden Score möglich (modifiziert nach Mitchell et al. 2004). Das Risiko, innerhalb der nächsten sechs Monate zu versterben, liegt bei Score 0 etwa bei 9%; bei Score 1–2 bei 11%; bei Score 3–5 bei 23%; bei Score 6–8 bei 40%; bei Score 9–11 bei 57% und bei > 11 bei 70%.

Risikofaktor	Punkte
ADL (Alltagsbewältigungs-)Score 28, also vollkommen abhängig[1]	1,9
männlich	1,9
Krebserkrankung	1,7
Herzinsuffizienz	1,6
Sauerstoff-Behandlung während der letzten beiden Wochen	1,6
kurzatmig	1,5
isst weniger als 25% der Mahlzeiten	1,5
medizinisch instabil	1,5
Stuhlinkontinenz	1,5
bettlägerig	1,5
Alter > 83 Jahre	1,4
die meiste Zeit des Tages nicht wach	1,4
Summenscore	(ganzzahlig aufrunden 0 bis 19)

[1] Der ADL-Score wird aus den folgenden Kriterien des Minimum Data Sets (MDS) berechnet: Mobilität, Anziehen, Toilettenbenutzung, Transfer, Essen, Hygiene, Fortbewegung. Die einzelnen Items werden bewertet mit Punkten von 0 = selbstständig bis 4 = vollkommen abhängig; ein Wert von 28 bedeutet komplette Abhängigkeit.

da die Sauerstoffzufuhr über Maske oder Nasenbrille ein starkes Austrocknen der Mundschleimhaut mit resultierendem Durstgefühl bewirken kann. In der Regel ist daher die Gabe von Sauerstoff in der Terminalphase nicht indiziert.

- Die Hydrierung soll in der Terminalphase sehr zurückhaltend erfolgen. Das Durstgefühl am Lebensende hängt in erster Linie von der Trockenheit der Mundschleimhaut ab, nicht aber von der Menge parenteral zugeführter Flüssigkeit. Diese kann sogar – wegen der präterminalen renalen Funktionsminderung – zu Lungenödem und Atemnot führen.
- Problematisch bleiben die Entscheidungen zur künstlichen Ernährungs- und Flüssigkeitszufuhr bei dementen Patienten, die häufig mit hoher Emotionalität bei niedrigem Wissensstand befrachtet sind.

Die derzeit in Deutschland entstehenden Palliative Care Teams zur Spezialisierten Ambulanten Palliativ-Versorgung (SAPV) dürfen auch in Pflegeeinrichtungen tätig werden und können eine entscheidende Verbesserung der Palliativbetreuung dementer Patienten bewirken. Dennoch wird die Versorgung dementer Patienten zuhause und in Heimen weiterhin vorrangig eine Aufgabe der Hausärzte bleiben.

Dekubitalulzera sind ischämische Hautläsionen, die zu Schmerzen und Immobilisation führen. Sie prädestinieren daher zu weiteren Komplikationen mit erhöhtem Kalorienbedarf wie Infekten, Thrombosen, Lungenembolien etc. Die Mikrozirkulation sistiert bei einem mechanischem Druck um ca. 30–35 mmHg, der den intramuralen Kapillardruck übersteigt. Insbesondere die Prädilektionsstellen wie Os sacrum, Tuber ischiadicum, Trochanter major, Tuber calcanei und Malleoli externi sind regelmäßig zu untersuchen. Zur Prophylaxe gehört die Verkürzung der Druckeinwirkzeit durch regelmäßiges Umlagern des Patienten (30% Schräglage), Reduktion des Auflagedruckes an Prädilektionsstellen durch Verwendung von Lagerungshilfen, insbesondere weiche Matratzen sowie Optimierung des Allgemeinzu-

Tab. 2.6: Gestufter Interventionsplan zur Eskalation beziehungsweise Begrenzung medizinischer Maßnahmen bei dementen Patienten (modifiziert nach Volicer und Hurley 1999).

1	Diagnostik, intensive kurative und symptomatische Behandlung von Grund- und Begleiterkrankungen, ggf. Sondenernährung, ggf. Transfer in Akutkrankenhaus, ggf. kardiopulmonale Reanimation
2	wie 1, jedoch keine Reanimation
3	wie 2, jedoch keine Verlegung ins Akutkrankenhaus
4	wie 3, jedoch keine Antibiotika-Behandlung, aber ggf. Behandlung von Fieber und Schmerz
5	wie 4, jedoch keine Sondenernährung

standes des Patienten durch Verbesserung der Mobilität, Blutdruckoptimierung, Vermeidung von Mangelernährung und Anämien. Nach Auftreten von Dekubitalulzera ist die komplette Druckentlastung, Debridement von Nekrosen, Therapie lokaler und systemischer Infekte sowie eine optimale und strukturierte Wundversorgung nach Reduzierung aller gefährdenden Begleitumstände notwendig.

Gestufter Interventionsplan. Eine verbesserte Versorgung am Lebensende ohne unnötige Akutverlegungen in Krankenhäuser kann sowohl durch eine ambulante palliativmedizinische Behandlung zuhause oder bei schwierigeren Verläufen durch die geplante Aufnahme in spezialisierte stationäre Einrichtungen erreicht werden. Volicer und Hurley (1999) haben hierzu einen gestuften Interventionsplan entworfen (Tab. 2.6).

Todesursachen. In der Todesursachenstatistik der Allgemeinbevölkerung führen Herz-Kreislauf- und Krebserkrankungen. Dagegen stehen bei älteren dementen Patienten sowohl in klinischen (Sterbe-Urkunde) als auch in pathologischen Untersuchungen Lungenerkrankungen, vor allem Pneumonien, an erster Stelle und verdrängen Herz-Kreislauferkrankungen auf den zweiten Platz (Tab. 2.7).

Tab. 2.7: Unmittelbare Todesursachen bei dementen Patienten in klinischen und Autopsie-Studien der letzten 10 Jahre.

Referenz	Land, Setting	n	Autopsie	Alzheimer/ Demenz	Pulmonal	Kardiovaskulär	Krebs	Andere
Attems et al. 2005	A, Pflegeheim	308	ja	Demenz total nicht dement	46% 28%	31% 46%		
Brunnström u. Englund 2009	SWE, Autopsie-Serie	534	ja	Demenz total AD VDs nicht dement	38% 56% 33% 3%	23% 23% 55% 22%	4% 21%	
Chamandy u. Wolfson 2005	CAN, bevölkerungsbasiert	2924	0	Demenz total AD VDs	↑		↓ ↓ ↓	
Fu et al. 2004	USA	52			46%	40%	8%	70% Atherosklerose 37% Emphysem 17% Lungenembolie
Ganguli et al. 2005[1]	USA, bevölkerungsbasiert	234 546	0	Demenz nicht dement	23% 17%	48% 50%	12% 26%	6% urologisch 5% gastroenterol. 7% urologisch 5% gastroenterol.

Tab. 2.7: Fortsetzung

Referenz	Land, Setting	n	Autopsie	Alzheimer/ Demenz	Pulmonal	Kardiovaskulär	Krebs	Andere
Goldberg u. Botero 2008	USA, Pflegeheim	39	0	36%[2]	23%	30%	7%	
Keene et al. 2001	UK, zu Hause	91	ja (58)	klinisch 9%[2] Autopt. 1%[2]	47% 57%	19% 16%	4% 0%	11% Schlaganfall 14% Lungenembolie 7% Schlaganfall
Koopmans et al. 2007	NL, Pflegeheim	890	0		20%	21%	1%	35% Kachex/Dehydr. 3% urologisch 3% gastroenterol.

AD = Alzheimer-Demenz

VDs = vaskuläre Demenzen

[1] In dieser Studie wurden sowohl die unmittelbaren Todesursachen als auch die Komorbidität angegeben.

[2] In diesen Studien wurde die Demenz als mögliche unmittelbare Todesursache berücksichtigt.

Maligne Erkrankungen werden sehr viel seltener nachgewiesen. Wegen unterschiedlicher Methoden und Stichproben sowie grundsätzlich abweichenden Ansichten, ob die demenziellen Erkrankungen als unmittelbare Todesursachen betrachtet werden können, ist beim Vergleich der Studien keine große Übereinstimmung zu erwarten.

Suizide. Insgesamt ist die Demenz nur selten ein Suizidmotiv. Bei allerdings hoher Dunkelziffer wird geschätzt, dass weit weniger als 1% der dementen Patienten absichtlich den Tod suchen, wobei Suizidgedanken etwas häufiger sind (etwa 1%) und noch mehr demente Patienten ihren Zustand mit dem vieldeutigen Wort „lebensmüde" beschreiben (5%). In bestimmten Akuteinrichtungen können auch erhöhte Raten suizidaler dementer Patienten registriert werden. Niederländische Forscher vermerkten, dass nahezu kein Interesse von Patienten im Stadium der leichten Demenz an Euthanasie oder assistiertem Suizid bestehe. Es gibt dennoch Hinweise darauf, dass – ähnlich wie bei der Chorea Huntington – die Suizidalität im Anfangsstadium der Demenz etwas höher liegt als im weiteren Verlauf. Risikofaktoren für einen Suizidversuch oder für entsprechende Vorbereitungen sind: männliches Geschlecht, gute Bildung, erhaltene Einsicht, frühes Krankheitsstadium mit kurz zurückliegender Diagnose, depressive Stimmung, Perspektiv- und Hoffnungslosigkeit, wirtschaftliche Not, Suizidgedanken und frühere Suizidversuche und der Zugang zu Handfeuerwaffen (in den USA!). Auch unbeabsichtigte Selbsttötungen können bei Patienten mit fortgeschrittener Demenz, mangelnder Krankheitseinsicht und gefährlichen Verhaltensweisen vorkommen.

Hinterbliebene Angehörige. Die Vorbereitung der Angehörigen, die bisher häufig einen 24-Stunden-Tag in der Pflege der Patienten absolviert hatten, auf den bevorstehenden Tod des Patienten und ihre psychologische Begleitung sind wichtige, häufig vernachlässigte Aufgaben. Angehörige sind vermehrt stressempfindlich mit der Gefahr, dass sich nach dem Verlust des Patienten einfache zu komplizierter Trauer und Depression entwickelt. Dieses Risiko ist besonders groß bei Personen, die durch die Pflege stark belastet und bereits depressiv waren, aber auch bei jenen, welche die Pflege ihrer schwerkranken Angehörigen als besonders wertvoll erlebten. Ein erheblicher Teil der Angehörigen fühlt sich nicht ausreichend vorbereitet auf den Tod des Patienten; geringe Bildung und einfacher sozio-ökonomischer Status spielen hierbei eine Rolle, während eine eher spirituelle Einstellung über den Verlust hinwegtrösten kann. Durch den Tod des Patienten erleichtert fühlen sich vor allem jene Angehörigen, die ein langes und qualvolles Sterben des Patienten miterleben mussten. Die Eindrücke vom Tod des Patienten können sich bei den Angehörigen auf sehr lange Zeit festsetzen. Nach dem Tod gibt bis zu einem Drittel der Angehörigen an, das Sterben sei nicht gut verlaufen; dies ist vor allem der Fall, wenn wichtige Entscheidungen nicht klar und einvernehmlich getroffen wurden, die Behandlung von Schmerzen und anderen Symptomen als unzureichend empfunden wurde, und weder der Sterbende noch die Angehörigen ausreichend vorbereitet und respektiert wurden. Modellhafte Unterstützungsprogramme boten keine überzeugenden Vorteile oder zeigten nur kleine Effekte, vermutlich da die Interventionen der Bedarfssituation sehr individuell angepasst werden müssen.

3 Leichte kognitive Beeinträchtigung (Mild Cognitive Impairment, MCI)

Die Übergänge zwischen „normalem Altern", MCI und Demenz sind meistens fließend. Häufige Veränderungen sind Vergesslichkeit, sozialer Rückzug, Interessenverlust, Aufgeben von Hobbys, häufiges Verlegen und Suchen von Gegenständen, Rückzug von Tätigkeiten, die geistig fordern. Die frühen Symptome einer demenziellen Erkrankung sind vieldeutig und schwer fassbar. Letzte Klarheit über die Bedeutung der Veränderung lässt sich häufig erst im weiteren Verlauf der Erkrankung gewinnen. Allerdings zeigen Untersuchungen, dass etwa die Hälfte der Personen mit MCI innerhalb weniger Jahre eine Demenz entwickelt. Bei den betroffenen Patienten zeigt sich meist eine raschere Verschlechterung der kognitiven Leistungskraft als bei Menschen, die eine „noch normale" Altersvergesslichkeit aufweisen. Genauere Hinweise auf die Prognose lassen sich häufig erst in aufwendigen Untersuchungen gewinnen.

MCI klingt wie eine nosologische Einheit, ist aber keine!

3.1 Diagnose

MCI ist ein leichter Verlust der geistigen Leistungsfähigkeit, der die Alltagsbewältigung der Patienten noch nicht wesentlich beeinträchtigt. Die Patienten können jedoch unter den subjektiven und auch objektivierbaren Defiziten leiden. Etwa die Hälfte der Patienten mit

MCI entwickelt innerhalb von drei bis vier Jahren eine Demenz. Die andere Hälfte erholt sich entweder wieder komplett oder behält leichte Defizite zurück.

Diagnosekriterien:
- nicht kognitiv intakt, aber auch nicht dement
- Verschlechterung der kognitiven Leistung
- Patient und/oder Angehöriger berichten über eine Verschlechterung
- Beeinträchtigung (statisch) in objektiven Tests und/oder
- Nachweis einer kognitiven Verschlechterung (dynamisch) in einem Test
- allenfalls geringgradige Beeinträchtigung bei komplexen Alltagsanforderungen

Gerade bei der Diagnostik leichter kognitiver Störungen nimmt der Hausarzt eine Schlüsselrolle ein, weil er die Patienten am häufigsten sieht und Defizite schon früh bemerken kann. MCI zeichnet sich vor allem dadurch aus, dass die Patienten leichte Probleme im Bereich der Auffassung, der Aufmerksamkeit und des Neugedächtnisses zeigen. Diese Beschwerden gehen allenfalls mit einem Nachlassen der psychosozialen Kompetenz einher. MCI kann auch Ausdruck einer etwas stärkeren, aber gutartigen Altersvergesslichkeit sein, – das weiß man aber erst hinterher!

35% der Patienten von 65 bis 85 Jahren im Allgemeinkrankenhaus erfüllen Kriterien des MCI. Bluthochdruck, Herzinsuffizienz, Diabetes mellitus, chronisch obstruktive Atemwegserkrankung sind gesicherte, Hypercholesterinämie, andere endokrinologische, metabolische und entzündliche Erkrankungen sind fragliche Risikofaktoren für das MCI und sie sind großenteils beeinflussbar (Tab. 3.1).

Tab. 3.1: „MCI-plus"- leichte kognitive Beeinträchtigung mit Prädiktoren einer raschen Progression von Patienten mit MCI sind:

- höheres Alter (> 70)
- bisher rasch fortschreitender Leistungsabfall
- höhere Anzahl der betroffenen Leistungsbereiche
- Schweregrad der Beeinträchtigung
- neu aufgetretene Schwierigkeiten bei anspruchsvollen Alltagsaufgaben #
- zusätzliche psychopathologische Störungen (Apathie, Angst, Depression …) #
- zusätzliche neurologische Symptome (z.B. Parkinson, …) #
- subklinische und klinische Hinweise auf zerebrale Läsionen (Z.n. Schlaganfall, …) #
- vaskuläre Risikofaktoren (Hypertonus, Diabetes mellitus, Hyperlipidämie, …) #
- mediotemporale Hirnatrophie
- verminderter parietaler Glukosemetabolismus / Hypoperfusion
- Anstieg von Gesamt- und Phospho-Tau, Abnahme von Beta-Amyloid$_{1\text{-}42}$ im Liquor
- genetische Risikofaktoren, z.B. Apolipoprotein E4

3.2 Therapie

Die mit (#) gekennzeichneten Faktoren aus Tabelle 3.1 eignen sich zu spezifischen Interventionen, die eine Entwicklung einer Demenzsymptomatik verhindern oder verzögern können:

- Training in der Bewältigung von Alltagsaufgaben, Verwendung von Hilfsmitteln
- Aktivierung, Behandlung psychischer Grund-, Begleit- oder Folgeerkrankungen
- Behandlung neurologischer Grund-, Begleit- oder Folgeerkrankungen
- Behandlung somatischer Grund-, Begleit- oder Folgeerkrankungen

Patienten mit MCI haben ein Risiko über 50% in den nächsten fünf Jahren eine Demenz zu entwickeln. Häufig ist bei Menschen mit MCI die Motivation sich aktiv in der Sekundärprophylaxe einzusetzen sehr hoch. Da bei klinisch diagnostizierbarer AD der neurodegenerative Prozess bereits weit fortgeschritten ist, sollte aus theoretischen Überlegungen so früh wie möglich, also im MCI-Stadium, therapiert werden. Allerdings wurden bislang für dieses Stadium weder symptomatisch noch kausal zuverlässig wirksame Medikamente identifiziert. Insbesondere konnte weder für Memantine, noch für einen der drei Cholinesterase-Hemmer eine verzögernde Wirkung auf die Progression von einer MCI zur Demenz gezeigt werden. Auch bremste eine Therapie mit Vitamin E kombiniert mit Donepezil über drei Jahre, mit Rivastigmin über vier Jahre oder mit Galantamin über zwei Jahre die Progression von MCI zu AD nicht signifikant im Vergleich mit Placebo.

Allgemeine Maßnahmen zur **Sekundärprophylaxe**, die den Verlauf der Erkrankung günstig beeinflussen sind also:

- Vermeidung von Noxen wie Nikotin und Alkohol
- gesunde Ernährung
- adäquate Therapie somatischer Erkrankungen wie Hypertonus, Diabetes etc.
- körperliches Training
- geistige Anregung (**nicht:** doofes Gehirnjogging)
- Überprüfung der regelmäßig konsumierten Medikamente

Praktisch dabei ist, dass die vorbeugenden Maßnahmen gegen AD, VD und die gemischten Demenzen so ziemlich die gleichen sind wie die gegen Schlaganfall und Herzinfarkt.

3.3 Prä-Alzheimer statt MCI

Für Forschungszwecke wurden aufgrund der wissenschaftlich brauchbaren Treffsicherheit früher Symptome sowie bildgebender und molekularer Merkmale neue Diagnosekriterien vorgeschlagen. Das Hauptkriterium, das den Verdacht auf eine „AD" (das bezeichnet hier „Alzheimer Disease", also den zugrunde liegenden Krankheitsprozess, und nicht die Alzheimer-Demenz) und im Anschluss weitere Untersuchungen auslösen soll, ist demnach die Störung des episodischen Gedächtnis, also Schwierigkeiten mit der Erinnerung an eigene, zumeist kürzer zurückliegende Erlebnisse. Die Zusatzkriterien, von denen nur eines erfüllt sein müsste, um den Verdacht zu erhärten, sind der folgenden Tabelle zu entnehmen (Tab. 3.2). Anhand dieser Kriterien kann man sehr schnell die Diagnose vergeben – zu schnell für die Erwartungen von Patienten und interventionell eingestellten Ärzten und vermutlich Jahrzehnte zu früh um eine kausale Therapie einleiten zu können. Man muss sich als auch bei den so diagnostizierten Patienten auf die oben genannten Empfehlungen besinnen (Tab. 3.1). Für Patienten und behandelnde Ärzte wirft diese **Frühdiagnose** allerdings drei große Probleme auf:

- die Individualprognose ist unsicher
- der Patient wird verunsichert und belastet
- eine kausale Therapie steht auf absehbare Zeit sicher nicht zur Verfügung

Tab. 3.2: Die minimalistischen Forschungskriterien für die Diagnose von „Alzheimer's Disease" nach Dubois et al. (2007).

- mediotemporale Hirnatrophie (MRT)
- parietotemporaler Hypometabolismus / Hypoperfusion (PET)
- Abnahme von β-Amyloid-42, Zunahme von Phospho-Tau oder Gesamt-Tau (Liquor)
- familiäre Alzheimer-Mutation (in der Praxis extrem selten)

4 Alzheimer-Demenz (AD)

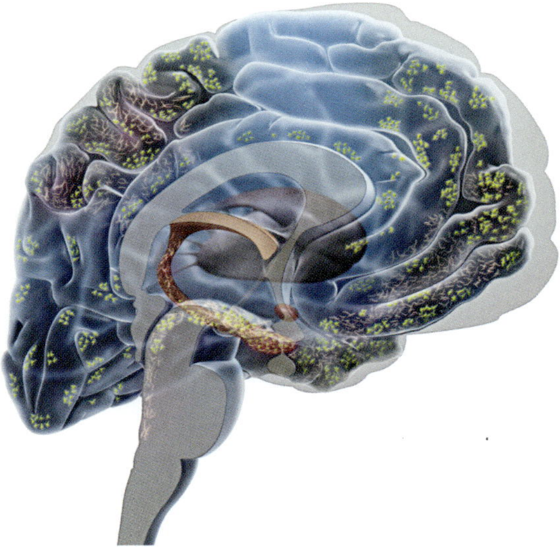

Die klassische Grundidee der klinischen Alzheimer-Diagnostik besteht in der Feststellung eines Demenzsyndroms und im Ausschluss „anderer“ relevanter Demenzursachen (z.B. vaskuläre Hirnveränderungen) und -formen (z.B. posteriore kortikale Atrophie). Aufgrund der hohen A-priori-Wahrscheinlichkeit von Alzheimer-Plaques und Neurofibrillen ist die Feststellung einer Alzheimer-Krankheit bei manifester Demenz keine große Kunst. Wie im vorangegangenen Abschnitt erläutert, wird diese diagnostische Aufgabe in den kommenden Jahren etwas anspruchsvoller, denn jetzt wollen erstens auch Patienten mit MCI häufiger Bescheid wissen, ob es sich um „Alzheimer“ handelt und zweitens stehen molekulare und Bildgebungsmarker für die Frühdiagnostik zur Verfügung, deren Interpretation keineswegs trivial ist, sobald sie von der Wissenschaft auf die Praxis übertragen werden sollen.

Alzheimer-Konzept, alt = klinische Demenz pur / Ausschlussdiagnose !
Alzheimer-Konzept, neu = Disease, Erkrankung, neuropathologischer Krankheitsprozess / Einschlussdiagnose[2]

4.1 Diagnose

Die konventionellen Diagnosekriterien nach ICD-10 und DSM-IV werden in der folgenden Tabelle aufgelistet (Tab. 4.1). Die ausführlicheren, inzwischen etwas betagten NINCDS-ADRDA-Kriterien für die klinische Diagnostik der „Demenz vom Alzheimer-Typ“ stellen wir in den Anhang.

Differenzialdiagnose. Ein plötzlicher Beginn der kognitiven Störungen sowie fokale neurologische Befunde, Anfälle oder Gangstörungen, die sehr früh im Krankheitsverlauf auftreten, machen die Diagnose einer reinen AD unwahrscheinlich.

Eine **subkortikale vaskuläre Enzephalopathie** (SVE) als Demenzursache kann nur angenommen werden, wenn multiple Lakunen der tiefen Kerne (v.a. Thalamus, Caudatus) und/oder ausgeprägte konfluierende Marklagerläsionen (mindestens 25% des Volumens) bestehen. Für eine relevante Ausprägung der SVE sprechen auch somatische Symptome (Miktionsstörung, Gangstörung, Pseudobulbärparese). Eine mögliche Überlagerung durch eine AD muss aber auch bei vaskulären Läsionen stets erwogen werden.

Mischdemenzen werden formal bei der AD klassifiziert. Bei **SVE** (mit oder ohne multiple Lakunen der tiefen Kerne) sprechen folgende Zeichen für eine überlagerte AD: kortikales Demenzprofil mit ausgeprägter Gedächtnisstörung und Störung der visuell-räumli-

2 Künftig eine „Einschlussdiagnose“? (s. dazu S. 63)

Tab. 4.1 Die konventionellen Kriterien für die Diagnose der Alzheimer-Demenz nach ICD-10 und DSM-IV.

	ICD-10	DSM-IV
Kognitive Defizite	Beeinträchtigung mehrerer „höherer" kognitiver Leistungen	Gedächtnisstörungen und (mindestens 1): Aphasie, Agnosie, Apraxie, gestörtes planvolles Handeln
Ausprägung	Defizite in den persönlichen Alltagsleistungen wie Waschen, Ankleiden, Essen, Hygiene	signifikante, neu aufgetretene Defizite im privaten und beruflichen Bereich
Verlauf	schleichender Beginn mit langsamer Verschlechterung, Irreversibilität; Dauer mindestens 6 Monate	schleichender Beginn und stetige kognitive Verschlechterung
Ausschlusskriterien	neurologische Zeichen einer fokalen Läsion (z.B. Hemiparese, Gesichtsfelddefekt), Hinweise auf eine andere relevante somatische Erkrankung (Hypothyreose, Hyperkalzämie, B12- oder Niacin-Mangel, Neurosyphilis, NPD, SDH), Bewusstseinsstörungen	andere relevante ZNS-, systemische oder Drogen-induzierte Erkrankungen, Delir, andere Psychosen (schwere Depression, Schizophrenie)

chen Verarbeitung (Abzeichnen, Uhrenzeichnen, Uhrenlesen), Fehlen eines SVE-typischen subkortikalen Demenzprofils, Fehlen SVE-typischer körperlich-neurologischer Symptome (Gangapraxie, Pseudobulbärparese, imperativer Harndrang). Bei solitären oder multiplen **Infarkten** sprechen für eine überlagerte AD: geringes Gesamtvolumen der Infarkte, keine Läsion „strategischer" Areale, kein klarer zeitlicher Zusammenhang von Infarkt und Demenz, kontinuierliche Progredienz, ausgeprägte Gedächtnisstörung, visuell-räumliche Störung ohne parietale Läsionen.

Zur Differenzialdiagnose frontotemporaler Lobärdegenerationen (**FTLDs**) und Demenz mit Lewy-Körperchen (**DLB**) siehe Kapitel 5 und 6.

Fehldiagnose AD. Es gibt zwar eine Reihe positiver Anhaltspunkte für das Vorliegen einer AD, aber in der Praxis handelt es sich meist noch um eine Ausschlussdiagnose. Berichtet wurde u.a. über folgende Erkrankungen, die fälschlich für eine AD gehalten wurden: alte Patienten mit Hör- und Sehstörungen, linksseitigem Media-Teilinfarkt und sensorischer Aphasie, Erschöpfung, pathologische Trauerreaktion, Demenzsyndrom der Depression, Pneumonie, Fieber, Alkoholismus, Entzug, Verwirrtheitszustand anderer Genese, Hirntumoren, Subduralhämatom (SDH), Schädel-Hirn-Trauma (SHT), Normaldruckhydrozephalus (NDH), Vitamin-B_1- oder B_{12}-Mangel, Schilddrüsen-, Leber- und Nierenerkrankungen, Schwermetallvergiftungen (z.B. Blei, Mangan), UAW, Unterkühlung u.v.a.

Strukturelle Bildgebung. MRT und CT sind zur Untersuchung dementer Patienten generell unverzichtbar. Bei leichter und atypischer Symptomatik können mehrfache Untersuchungen angebracht sein. Das **MRT** bildet dabei die Atrophie von Hippocampus und Gyrus parahippocampalis (beides Hinweise auf AD) besser ab als das CT. Das Fehlen einer Hippocampusatrophie spricht mit einiger Wahrscheinlichkeit gegen eine typische AD, schließt diese jedoch nicht aus.

Ein normales CT oder ein fast normales MRT schließen die Diagnose einer AD nicht ganz aus!

Auch das **EEG** kann einen diagnostischen Beitrag leisten. Bei Patienten mit MCI spricht eine geringe Zunahme der langsamen Aktivität oder eine Verlangsamung der Alpha-Grundaktivität im quantitativen EEG für eine beginnende degenerative Demenz. Eine ausgeprägte Allgemeinveränderung bei leichtem Demenzsyndrom weist auf eine sekundäre Demenz mit möglicherweise behandelbarer

Ursache hin. Typisch für eine frontotemporale Degeneration (FTLD) ist ein gut ausgeprägtes Alpha-EEG bei bereits ausgeprägter Symptomatik. Bei einer Demenz mit Lewy-Körperchen (DLB) sind mitunter temporal betonte Veränderungen (langsame und unregelmässige Aktivität) zu erkennen.

Ein normales EEG schließt die Diagnose einer AD nicht aus!

Das **FDG-PET** zeigt früh einen fokal akzentuierten Hypometabolismus im parieto-temporalen Assoziationskortex, posterioren Gyrus cinguli und Precuneus sowie im weiteren Verlauf auch im Präfrontalkortex. Es leistet damit einen Beitrag zur Abgrenzung gegenüber DLB (weiter posteriorer Hypometabolismus), FTLD (frontotemporaler Hypometabolismus), vaskulären Demenzen (unterschiedliche spezifische Muster) und anderen Erkrankungen ohne entsprechende Funktionsveränderungen (z.B. DSD). Diese Funktionsuntersuchungen vom EEG bis zu FDG-PET und auch Perfusions-SPECT erbringen bei atypischer und früher Symptomatik den größten diagnostischen Zugewinn. Daten aus Gruppenvergleichen in wissenschaftlichen Studien sind nicht auf die praktische Individualdiagnostik zu übertragen!

Das Gleiche gilt für die **Liquordiagnostik**. Hier findet sich bei der AD eine Erniedrigung von β-Amyloid$_{1\text{-}42}$ und eine Erhöhung von phosphoryliertem und Gesamt-Tau-Protein. Die Bestimmung von Phospho-Tau (181) und (231) eignet sich zur differenzialdiagnostischen Abgrenzung gegen andere Demenzerkrankungen, insbesondere FTLD. Eine enge Kooperation mit Speziallabors ist hierbei dringend zu empfehlen.

Genetische Untersuchungen werden für die klinische Routinediagnostik nicht empfohlen. Ein APOE-e4-Allel erhöht zwar das Risiko für die sporadische AD um das Zwei- bis Dreifache, dieser Polymorphismus kann aber bei manifesten Symptomen keinen diagnostischen oder prognostischen Beitrag leisten. Bei Verdacht auf eine familiäre

Alzheimer-Erkrankung mit mehreren erkrankten Angehörigen kann die Überweisung zur qualifizierten genetischen Beratung erwogen werden. Hier können bei den Familienmitgliedern Konflikte zwischen dem Recht auf Wissen und dem Recht auf Nicht-Wissen auftreten.

Weitere Entwicklungen. Biologische Marker spielen in der Diagnostik der AD eine immer größere Rolle: Tau-Protein und ß-Amyloid im Liquor, morphometrische Messungen der Hippocampus-Atrophie, PET- und SPECT-Techniken, die nicht allein Metabolismus und Perfusion feststellen, sondern Veränderungen der Rezeptoren und Neurotransmitter sowie der zerebralen Amyloid-Belastung. Das Hauptproblem für den praktisch tätigen Arzt besteht aber nicht in einem Mangel an diagnostischen Möglichkeiten, sondern zum einen in einem Mangel an zeitlichen und finanziellen Ressourcen um diese einzusetzen sowie des Weiteren in dem aktuellen Mangel kausaltherapeutischer Konsequenzen, die sich aus diesen innovativen Erkenntnissen ergäben. Aber bereits jetzt gibt es allein aufgrund der konventionellen Diagnostik mit herkömmlichen klinischen Methoden genug zu tun.

4.2 Therapie

Derzeit gibt es eine Reihe symptomatischer Behandlungsmöglichkeiten sowohl für die kognitiven Defizite als auch für nicht-kognitive Störungen der Demenz. Über die Medikamente lässt sich leichter schreiben als über die wichtigen „nicht-pharmakologischen" Interventionen, die bisher nicht mit der gleichen methodischen Strenge untersucht wurden und dennoch selbstverständlich die Basis der Behandlung bei mittelschwerer und schwerer Demenz darstellen müssen. Antidementiva können bei leichter Demenz den Patienten, bei mittelschwerer und schwerer Demenz den Patienten und Pflegenden zusätzlich helfen.

Tab. 4.2: Zeitgeist und Demenzbehandlung.

Epoche	Intervention
Humoralpathologie	Wasserkresse, Salbei und Süßholz gegen zerebrale Trockenheit und Kälte
Aufklärung, Iatrochemie	Brech- und Abführmittel
Sozialpsychiatrie	Arbeit, Zucht und Ordnung
Münchner Klassik	abendliches Bier, Opium
Wiederaufbau-Phase	Vitamine, Hormone, Gelée Royale
Energiekrisendoktrin	Nootropika zur Verbesserung der zerebralen Sauerstoff- und Energie-Versorgung
Telekommunikation	Memantin, Cholinesterase-Hemmer zur verbesserten synaptischen Transmission
Zukunft	1. Prävention! / 2. Kausaltherapie?

Blickt man auf die Geschichte der Antidementiva-Behandlung zurück, so kann man sich des Eindrucks nicht erwehren, dass bis heute, bis zu unserem Zeitalter der Telekommunikation, Zeitgeist-typische Motive eine Rolle in der Entwicklung der Behandlungsansätze spielen (Tab. 4.2).

Aktuelle Pharmakotherapie

Zur medikamentösen Behandlung der kognitiven Störungen bei der AD stehen heute im Wesentlichen drei Optionen zur Verfügung:

- der NMDA-Antagonist Memantin,
- die Cholinesterase-Hemmer (Donepezil, Galantamin, Rivastigmin) und
- ältere Substanzen (Ginkgo biloba, Piracetam und andere).

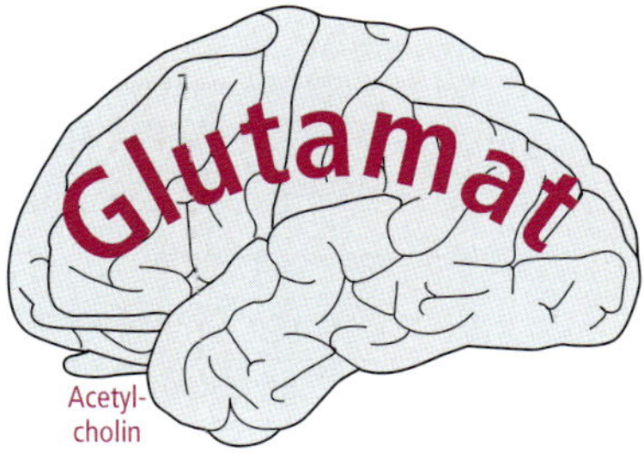

Abb. 4.1: Der exzitatorische Neurotransmitter Glutamat ist auch im gesunden Gehirn überreichlich vorhanden, während das Acetylcholin für Neokortex und limbisches System nur in kleinen Kerngebieten des basalen Vorderhirns (z.B. Nucleus basalis Meynert) produziert wird. Das Ungleichgewicht dieser beiden Botenstoffe wird durch den neurodegenerativen Prozess verschärft: Das vermehrt freigesetzte Glutamat kann neurotoxisch wirken und das nur noch spärlich vorhandene Acetylcholin wird weiterhin durch Batterien von Cholinesterasen abgebaut.

Memantin und die Cholinesterase-Hemmer beeinflussen die glutamaterge beziehungsweise die cholinerge Neurotransmission.

Auch im gesunden Gehirn wird auf vielen Stoffwechselwegen viel exzitatorisches Glutamat produziert und mit hohem Energieaufwand in synaptische Vesikel gepackt, während im ZNS – im Gegensatz zum Spinalmark und zum peripheren Nervensystem – bezüglich des Acetylcholin eher spartanische Verhältnisse herrschen (Abb. 4.1). Durch den neurodegenerativen Prozess werden die wenigen und kleinen Kerngebiete (z.B. Nucleus basalis Meynert), von denen Acetylcholin produziert und in Neokortex und limbisches System verteilt wird, in Mitleidenschaft gezogen. Trotz verminderter Produktion wird Acetylcholin jedoch weiterhin durch ein ganzes Arsenal sogenannter Cholinesterasen abgebaut. Im Gegensatz dazu wird das ohnehin reichhaltig vorhandene Glutamat unter den Stressbedingungen der Alzheimer-Krankheit vermehrt freigesetzt und führt zu einer postsynaptischen Hyperexzitation mit gesteigertem Kalziumeinstrom und letztlich neurotoxischem Effekt.

Memantin antagonisiert die gesteigerte glutamaterge Exzitation an einer Unterklasse von Rezeptoren (NMDA-Rezeptoren). NMDA-Rezeptoren sind in eine ganze Reihe von zentralnervösen Funktionen eingebunden, auch in Lern- und Gedächtnisprozesse. Viele NMDA-Antagonisten wirken sich daher in diesem Bereich eher negativ aus. Mit dem Molekül Memantin ist es aber gelungen, einen verträglichen und funktionsfähigen Kompromiss zwischen dem physiologischen NMDA-Antagonisten Magnesium und sehr starken und damit sehr nebenwirkungsträchtigen NMDA-Antagonisten zu finden (z.B. Phencyclidin, Ketamin). Mit Memantin ist es möglich, L-glutamaterge synaptische NMDA-Signale nicht zu inhibieren, aber einen erhöhten L-glutamatergen Grundtonus soweit zu antagonisieren, dass dieser störende Effekt auf die neuronale Funktion wegfällt.
Memantin greift damit in einen wichtigen Aspekt der Alzheimer-Pathophysiologie ein. Eine relative L-Glutamaterhöhung ist wahrscheinlich auch aufgrund der relativen Hypoxie auch bei VDs anzunehmen, was die Wirksamkeit von Memantin bei diesen Demenzformen erklären kann. Memantin schützt damit Nervenzellen vor der zytotoxischen Wirkung des Glutamat und kann die synaptische Transmission restituieren. Es führt aufgrund seines zentralen Wirkungsmechanismus nicht zu peripheren Nebenwirkungen.

Auch wenn es mehrere Handelsnamen dafür gibt und die Amerikaner Memantine schreiben, steckt nur ein Molekül dahinter!

Cholinesterase-Hemmer. Der Verlust cholinerger Neuronen in den Kerngebieten des basalen Vorderhirns führt zu einem cholinergen Defizit im Bereich hippocampaler und neokortikaler Areale. Acetylcholin wird aber dort unvermindert durch membranständige und ungebundende Acetylcholinesterasen und die weniger spezifischen

Butyrylcholinesterasen abgebaut. Acetylcholin ermöglicht unter anderem die sogenannte laterale Hemmung, also die Reizfilterung im ZNS und führt zu einer Verbesserung des Signal-Rausch-Abstandes. Steht Acetylcholin nicht ausreichend zur Verfügung, treten zunächst Störungen von Konzentration, Aufmerksamkeit und Lernleistung auf. Danach entwickeln sich Vigilanzstörungen, visuelle Halluzinationen und Verwirrtheitszustände (wie bei der DLB, s. Kap. 5).

Der Abbau des Acetylcholin kann durch die sogenannten Cholinesterase-Hemmer gebremst werden. Da Acetylcholin ein wesentlicher Botenstoff im peripheren Nervensystem ist, muss von vorneherein auf **Kontraindikationen** und dann auf unerwünschte **Nebenwirkungen** einer erhöhten Acetylcholin-Konzentration geachtet werden: z.B. kardiale Reizleitungsstörungen, Magenulkus, obstruktive Ateminsuffizienz.

In Abbildung 4.2 sind die wichtigsten Eigenschaften der Antidementiva zusammengefasst. **Donepezil** ist ein reversibler Cholinesterase-Hemmer mit hoher Bioverfügbarkeit und guter Verträglichkeit. **Galantamin** führt neben einer spezifischen Hemmung der Acetylcholinesterase auch zu einer präsynaptisch nikotinergen Stimulation, die zu einer vermehrten Acetylcholin-Freisetzung beiträgt. **Rivastigmin** blockiert auch peripher die Butyrylcholinesterase und führte daher bei oraler Einnahme und kurzer Halbwertszeit in höherer Dosis häufig zu unerwünschten Nebenwirkungen. Hier konnte in den letzten Jahren durch eine verbesserte Pharmakokinetik mit der Darreichungsform als Pflaster und bessere Verträglichkeit ein wesentlicher Fortschritt für die Praxis erzielt werden. Ernst zu nehmende Hinweise auf wesentliche klinische Wirkungsunterschiede der Substanzen gibt es derzeit nicht.

„Nootropika". Piracetam und Ginkgo-biloba-Extrakt wurden früher als „metabolic enhancer" bezeichnet und können wahrscheinlich über eine Stabilisierung geschädigter Mitochondrien den Energiestoffwechsel verbessern. Beide Substanzen sind recht gut verträglich. Während Memantin und Cholinesterase-Hemmer zur

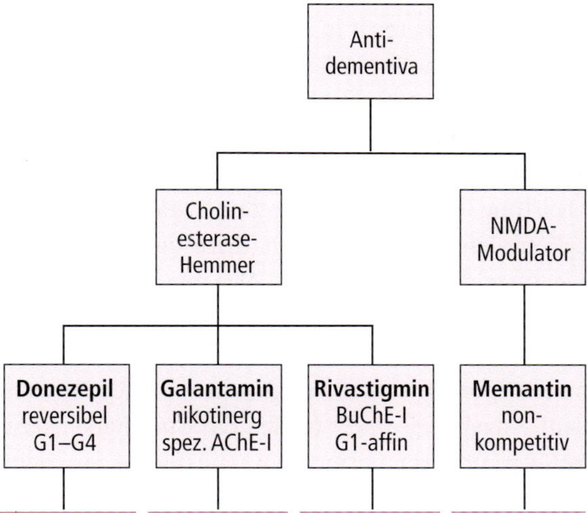

Bioverfügbarkeit	99 %	85–100 %	40 %	100 %
$T_{max/elim}$	3–4/70–80	1–2/5,5 h	6/24 h (Pflaster)	6/80 h
Proteinbindung	> 90 %	18–34 %	40 %	45 %
hep. Metabolismus	CYP2D6, CYP3A4	CYP2D6, CYP3A4	0	0
ren. Exkretion	17 %	50 %	99 %	99 %
Metaboliten	aktive	aktive	inaktive	inaktive

Abb. 4.2: Cholinesterase-Hemmer und Memantin, die wesentlichen pharmakologischen Eigenschaften der symptomatisch wirksamen Antidementiva.

Therapie der AD zugelassen und auch erstattungsfähig sind, ist Ginkgo-Extrakt, da nicht rezeptpflichtig, nicht mehr erstattungsfähig und die ältere Zulassung für Piracetam bezieht sich auf Hirnleistungsstörungen aber nicht gezielt auf AD oder andere Demenzformen. Bezogen auf die DDDs wurden beide Substanzen zusammen im ambulanten Bereich in den letzten Jahren in etwa gleich häufig verordnet wie Cholinesterase-Hemmer und Memantin.

Evidenz. Memantin und die Cholinesterase-Hemmer haben sich an großen Patientengruppen in **R**andomisierten, **D**oppelt-blinden, Fall-**C**ontrollierten (**RDC**)-Studien als effektiv hinsichtlich kognitiver Leistung, Alltagsbewältigung und „globaler klinischer Einschätzung" erwiesen. Dennoch sagt diese nachgewiesene Wirksamkeit wenig über die beobachtbare Wirkung beim einzelnen Patienten aus. Der Verlauf der neurodegenerativen und vaskulären Demenzen zeichnet sich vielmehr durch schwere Vorhersehbarkeit und wechselhaften Spontanverlauf aus. Dies kann in der Praxis bedeuten, dass Patient, Angehörige und Arzt den Eindruck haben, dass das Medikament sehr gut wirkt. Bei einem ungünstigen Krankheitsverlauf kann aber auch der Eindruck entstehen, dass das Medikament überhaupt nicht wirke, wenn sich der Zustand des Patienten trotz aller Bemühungen deutlich verschlechtert. Ein individuelles Therapie-Monitoring, eine Unterscheidung von individuellen **„Respondern"** und „Non-Respondern" ist daher grundsätzlich nicht möglich. Es liegt in der Natur der fortschreitenden neurodegenerativen Erkrankung – deren neuropathologische Grundlagen ja auch unter der Einnahme von Antidementiva weiter fortschreiten – dass Therapieerfolge nicht eindeutig und individuell fassbar sind (daher die Notwendigkeit von RDC-Studien). Man muss sich nicht wissenschaftlich mit der Verlaufsforschung befassen, sondern nur über logisches Denkvermögen verfügen, um zu begreifen, dass eine individuelle Kontrolle angesichts des variablen Spontanverlaufs vollkommen unsinnig ist.

Tatsächlich wird der natürliche Krankheitsverlauf, die geistige Leistungsfähigkeit durch die Gabe symptomatisch wirksamer Antidementiva parallel verschoben, und zwar – je nach Studie – um sechs bis zwölf Monate. Dies entspricht im Übrigen der Parallelverschiebung, die hinsichtlich der Motorik bei einem Patienten mit

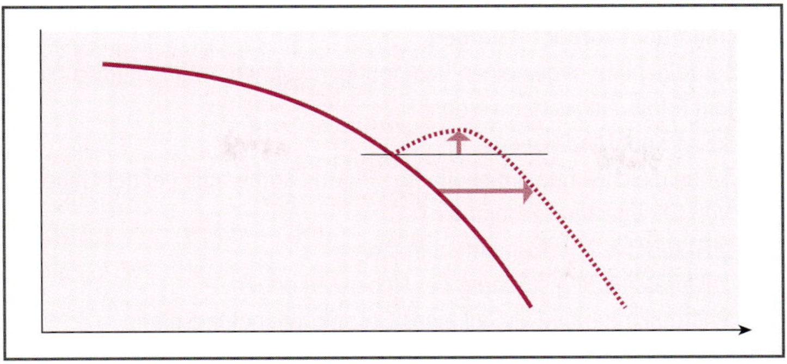

Abb. 4.3: Bei der symptomatischen Parallelverschiebung der Symptome durch die Antidementiva geht es nicht in erster Linie um die Anhebung der messbaren Leistung auf einer Demenzskala, sondern um den Zeitgewinn („Schub statt Hub").

Morbus Parkinson durch die Gabe von L-Dopa erreicht wird: Der Patient hat nach einem Jahr mit dem Medikament die gleiche Leistung, die er ein Jahr vor der Medikamenteneinnahme zeigte. Es geht also nicht allein um die Verbesserung auf einer Alzheimer- oder Parkinson-Skala, sondern um die gewonnene Zeit (Abb. 4.3).

Kombination von Antidementiva. Aufgrund der unterschiedlichen und sich ergänzenden pharmakologischen Wirkprinzipien ist die Kombination von Memantin und einem Cholinesterase-Hemmer sinnvoll. Klinische Studiendaten weisen auf eine weitere Leistungssteigerung hin. Aussagekräftige Daten zu einer Kombination von diesen Antidementiva und Ginkgo biloba oder Piracetam existieren nicht. Unsinnig, nebenwirkungsträchtig und potenziell gefährlich wäre die Kombination verschiedener Cholinesterase-Hemmer. In letzter Zeit werden gelegentlich Kombinationen von Cholinesterase-Hemmern in Tablettenform und als Pflaster beobachtet. Mitunter vergessen Patienten auch das Rivastigmin-Pflaster vom Vortag abzunehmen und auch in diesen Fällen kann es nach dem Aufbringen des neuen Pflasters zu Überdosierungserscheinungen kommen.

Behandlungsvoraussetzungen
Unter folgenden allgemeinen Bedingungen können Antidementiva mit gutem Erfolg eingesetzt werden:
- keine Kontraindikation
- keine gleichzeitige anticholinerge Pharmakotherapie bei der Gabe von Cholinesterase-Hemmern
- zuverlässige Medikamenteneinnahme
- zuverlässige Registrierung der Nebenwirkungen
- Pharmakotherapie als Teil eines Gesamtbehandlungsplans
- realistische Erwartungshaltung

Umsetzen und Absetzen. Triftige Gründe für den Wechsel oder sogar das Absetzen der Antidementiva sind demnach ausschließlich die unerwünschten Nebenwirkungen und nicht ein vermeintlich fehlender Therapieerfolg. Aber natürlich ist es nachvollziehbar, wenn bei rascher Verschlechterung der Kognition, der Fähigkeiten zur Alltagsbewältigung oder einer Verschlechterung des Gesamteindruckes ein Absetzen oder der Wechsel des Medikaments erwogen wird. Die Wahl eines anderen Antidementivums führt dabei nicht selten zu einer pharmakologisch kaum erklärbaren erneuten Leistungssteigerung. Das Absetzen der Medikamente führt dagegen häufig zu einer deutlichen Verschlechterung. Es gibt eine weitere relevante Situation, die ein Absetzen der Antidementiva vor allem bei schwerer Demenz rechtfertigt: Wird die Erlebnisfähigkeit eines Patienten durch eine Verbesserung von Vigilanz und kognitiver Leistung soweit wiederhergestellt, dass Schmerzen und Leid stärker empfunden werden ohne die Lebensqualität zu erhöhen, so wird der Zweck einer Behandlung nicht erreicht.

Zusammenfassung. Memantin und die Cholinesterase-Hemmer (Donepezil, Galantamin und Rivastigmin) sind bei der Behandlung der AD symptomatisch wirksam. Mit diesen Substanzen ist eine Parallelverschiebung der Demenz-Symptome um mehrere Monate zu erzielen. Dies entspricht in etwa der Verschiebung motorischer

Symptome, die beim Morbus Parkinson durch die Gabe von L-Dopa zu erreichen ist. Antidementiva sind die wissenschaftlich bestuntersuchte Komponente in einem Gesamtbehandlungsplan, die maßgeblich zur Verbesserung der Erlebnis- und Leistungsfähigkeit der Patienten und damit auch zu einer wesentlichen Entlastung der Pflegenden beitragen kann.

Neue pharmakologische Ansätze

Derzeit werden vor allem drei Ansätze verfolgt: weitere Verbesserung der synaptischen Signalübertragung zur symptomatischen Verbesserung, kausale Interventionen zur Reduktion der β-Amyloid und Neurofibrillenpathologie (Abb. 4.4). Neben diesem „Mainstream“ gibt es noch eine ganze Reihe von Substanzen, die auch andere Prozesse beeinflussen können (Tipps für Investoren siehe unten).

Dimebon (= **Latrepirdin**). Die Substanz wurde in Russland bereits als Antihistaminikum und Antiarrythmikum eingesetzt, bis erste Laboruntersuchungen und klinische Tests auf ein Potenzial als Antidementivum hinwiesen. Diese Indizien konnten in einer ersten großen Phase-II-Studie bestätigt werden. Pharmakologisch handelt es sich um eine „schmutzige“ Substanz mit unspezifischer Cholinesterase-Hemmung, Glutamat-Rezeptor-Modulation und Stabilisierung der präsynaptischem Mitochondrien. Zwei aktuelle Phase-III-Studien an Patienten mit manifester Alzheimer-Demenz konnten bislang keinen Nachweis einer signifikanten klinischen Wirksamkeit liefern.

β-Amyloid. Die Mehrheit der Experten ist heute davon überzeugt, dass es sich bei der Entstehung und Ablagerung von β-Amyloid$_{1\text{-}42}$ um ein neurobiologisches Kernproblem der Alzheimer-Krankheit handelt. Entsprechend vielfältig sind die Bemühungen, in diesen Prozess einzugreifen. Derzeit werden unter anderem erprobt:

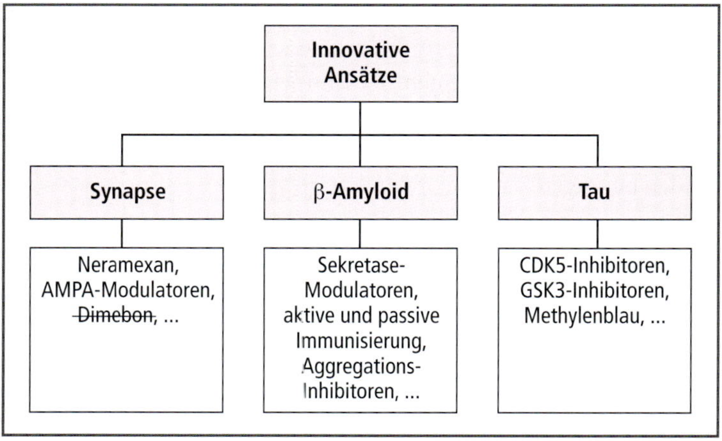

Abb. 4.4: Die aktuelle Therapieforschung zielt (1) auf eine weitere, symptomatisch wirksame Verbesserung der Neurotransmission, (2) kausal auf das Beta-Amyloid und die Alzheimer-Plaques und (3) kausal auf das Phospho-Tau und die Neurofibrillen.

- Modulatoren der alpha-, beta- und gamma-Sekretase-Aktivität (diese Sekretasen beeinflussen die Rate mit der β-$Amyloid_{1-42}$ entsteht; auch Statine und nicht-steroidale Antiphlogistica beeinflussen die β-Amyloid-Synthese)
- Plaque-auflösende Moleküle (beta-sheet breaker)
- aktive und passive Immunisierung gegen Amyloid-Peptid

Spektakulär ist die „**Impfung gegen Alzheimer**". Der erste größere Versuch einer aktiven Immunisierung gegen das β-Amyloid musste wegen der (bei einer Autoimmunisierung eigentlich zu erwartenden!) Enzephalitiden, die bei einigen Patienten auftraten, abgebrochen werden. Alle Patienten überlebten. Nun zeigte eine Studie an immunisierten Patienten, die später eines natürlichen Todes starben, dass die Impfung neurobiologisch tatsächlich erfolgreich war. Bei den geimpften Patienten fanden sich im Mittel wesentlich weni-

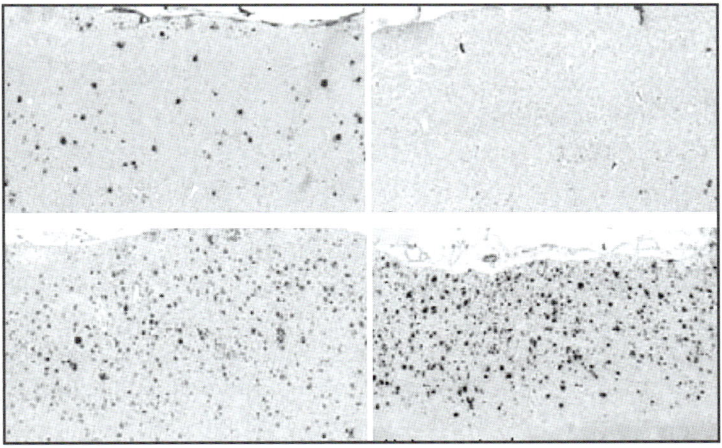

Abb. 4.5: Neurobiologisch scheint das Prinzip der aktiven Immunisierung gegen β-Amyloid zu funktionieren. Im Vergleich zu einem ungeimpften Patienten mit AD (rechts unten) wiesen die Gehirne der immunisierten Patienten im Mittel weit weniger β-Amyloid-Plaques auf (modifiziert nach Holmes 2008). Ein klinischer Nutzen war allerdings nicht erkennbar.

ger Alzheimer-Plaques (Abb. 4.5). Allerdings war kein Erfolg hinsichtlich der Symptome zu erkennen.

Neurofibrillen. Neben den starken Hinweisen auf die Wichtigkeit der Amyloid-Plaques für die Entstehung der AD gibt es eine Reihe von Indizien für die zentrale Bedeutung der intraneuronalen Neurofibrillen, deren Intensität und Verbreitung in überzeugendem Zusammenhang mit der klinischen Symptomatik der AD steht. Ein wichtiger Grundbaustein der Neurofibrillen ist das zelluläre Transportprotein **Tau**, das bei zellulärem Stress hyperphosphoryliert wird und dann verklebt. Das Phospho-Tau bildet Filamente (paired helical filaments), die sich dann zu dichter gepackten Neurofibrillen weiter verdrillen.

Lithium kann über eine Hemmung des Enzyms GSK-3 die Phosphorylierung von Tau abschwächen und es gibt auch bereits erste klinische Hinweise auf eine schwache Wirksamkeit dieses altbekannten Pharmakons. Durch seinen Einsatz als sehr wichtiges Phasenprophylaktikum und Antimanikum bei bipolarer affektiver Psychose sind auch die Nachteile des Lithiums sehr gut bekannt.

Der Phosphorylierungshemmer **Methylenblau** wurde 2008 als Wundersubstanz mit phantastischer neurobiologischer und überzeugender klinischer Wirkung angekündigt. Die Erfolge in einer groß angelegten Phase-II-Studie an Patienten mit manifester AD waren angeblich herausragend; allerdings sind Studien mit Farbstoffen sehr schwer zu verblinden und möglicherweise beruhten die Ergebnisse teilweise auf einem sichtbaren Placebo-Effekt. Relevante wissenschaftliche Publikationen über die klinische Wirkung des Methylenblau bei dementen Patienten liegen derzeit nicht vor.

Alte und andere Substanzen. Die altmodischen und schlecht kontrollierten Studien aus dem Zeitalter der Nootropika vermögen heute nicht mehr zu überzeugen. Nach meiner Einschätzung (HF) wäre es am effektivsten, nochmals in dieser großen und bunt gemischten Substanzgruppe von Ginkgo biloba, Piracetam, Nicergolin, Hydergin, Nimodipin u.v.a. herumzustochern und die ein oder andere Substanz mit den interessantesten präklinischen Ergebnissen einer erneuten und diesmal rigorosen klinischen Prüfung zu unterziehen. Wegen des mangelnden kommerziellen Interesses werden diese Moleküle von Firmen und Investoren achtlos liegen gelassen.

Gleichzeitig entfaltet sich für den modernen Menschen eine wunderbare neue Welt des **Neuroenhancement**. Und von der Vielzahl der Substanzen, die momentan geprüft werden, ist durchaus zu erwarten, dass sich einige auch günstig auf die Symptome der Patienten mit AD auswirken (Tab. 4.3).

Tab 4.3: Derzeit werden zahlreiche Substanzen zur kognitiven Leistungssteigerung gesunder Menschen erprobt. Diese potentiellen „Neuroenhancer" besitzen sehr unterschiedliche pharmakologische Eigenschaften und es ist durchaus denkbar, dass sich das ein oder andere Präparat auch auch für demente Patienten als nützlich erweisen wird – selbst wenn das im Fall von Kokain und Psylocibin etwas gewagt erscheinen mag.

Körpereigene Substanzen	Androgene, Angiotensin IV, BDNF, Coenzym Q10 (Ubiquinon), Desmopressin, Ghrelin, Insulin, Leptin, Lutein, Melatonin, NGF, NO, Östrogene, Vasopressin, Wachstumshormon, …
Phytopharmaka und Nahrungszusätze	Alpha-Liponsäure, Bacopa monniera, Benfotiamine, Betelnuss (Arecain, Arecolin), Blaubeerextrakt, Cannabis, (THC), Carnosin, Coca, Creatin, Curcumin, Flavonoide, Folsäure, Gelée Royale, Ginseng (Eleutherococcus senticosus), Griffonia simplicifolia, Guarana, Hyaluronsäure, jodiertes Salz, Johanniskraut (St. John's Wort), Kaffee (Coffein), Khat, Kokain, Lezithin (Posphatidylcholin), Melissa officinalis, Nikotin, Omega-3-Fettsäuren, Oregano, Phosphatidylserin, Polyphenole (z.B. grüner Tee), probiotischer Joghurt, Psylocibin, Quercetin, Resveratrol (z.B. in Rotwein), Rhodiola rosea, Schokolade, Serrapaptase (Seidenraupen-Enzym), Strychnin, Taurin, Tee (Theophyllin), Tryptophan, Vinpocetin, Vitamin E, Whitania somnifera (Ashwaganda), Yohimbin, Zink, …
Pharmaka	Acetyl-L-Carnitin, ACTH-Analoga, Angiotensin-Converting-Enzym (ACE)-Inhibitoren, Adrafinil, Almitrine, AMPA-Rezeptor-Modulatoren (Ampakine, z.B. Ampalax, Farampator), Aniracetam, Armodafinil, Atamoxetin, beta-Blocker, Bryostatin 1, Captopril, Carbenoxolon, Centrophenoxin, Citicolin, D-Cycloserin, Dihydrexidin, Diphenylhydantoin, D4-Agonisten, Etanercept, Fexofenadin, Fipexid, Flumazenil, Histon-Deazetylase-Inhibitoren, Hydroxyfasudil, Idebenon, MDMA, Meclofenoxat, Methylphenidat, Milacemid, Minaprin, Mirtazapin, Moclobemid, Modafinil, Molsidomin, Naltrexon, Nefiracetam, Nostocarbolin, Neotrofin, Nicergolin, Nimodipin, Nomifensin, Odansetron, Oxiracetam, Pemolin, Phenserin, Picamilon, Pirazetam, Piribedil, Pramiracetam, Prazosin, Propranolol, Pyritinol, Rasagilin, Rolipram, RS86, Selegelin, Sildenafil, Statine, Tarenflurbil, Tianeptin, Tolcapon, Tropisetron, Valproat, Venlafaxin, …

Therapie der Störungen des Erlebens und Verhaltens (BPSD)

Nicht selten entwickeln Patienten mit AD und VDs im Rahmen der Erkrankung auch Störungen des Erlebens und Verhaltens. Hierzu zählen beispielsweise Depressivität, Apathie, visuelle Halluzinationen, Wahnideen, wahnhafte Missidentifikationen, Stereotypien (z.B. Sammeln von Gegenständen, „Wandern", Schreien, Schaukeln, Unruhe und Aggressivität). Zum Teil verbessern sich diese Symptome unter der Behandlung mit Antidementiva oder anderen therapeutischen Maßnahmen, die die kognitive Leistung verbessern. Insofern sollte man bei Auftreten solcher Probleme immer zuerst zwei Fragen klären:

- Gibt es einen äußeren Stressor oder inneren Auslöser (sensorische Deprivation oder kognitive Überforderung, Dehydratation, Hunger, Schmerz), der die Symptome begünstigt?
- Ist die kognitive Leistungsfähigkeit optimal unterstützt? Zum Beispiel durch das rechte Maß an Zuwendung, Orientierungshilfen, Antidementiva und eine geeignete internistische Behandlung?

Nur wenn diese beiden Fragen geklärt sind und die Störungen fortdauern oder aufgrund einer Gefährdung ein schnelles Eingreifen erforderlich ist, kommen folgende Substanzgruppen zur Behandlung in Frage:

Antidepressiva. Sie eignen sich zur Behandlung von Angst, Depression, gestörter Impulskontrolle wie auch Affektinkontinenz sowie zur Sedierung oder leichten Antriebssteigerung. Selektive Serotonin-Wiederaufnahme-Hemmer (SSRI, z.B. Escitalopram, Sertralin) oder selektive Serotonin-Noradrenalin-Wiederaufnahme-Hemmer (Venlafaxin, Duloxetin, Mirtazapin) können zur Behandlung eingesetzt werden. **Cave** bei alten zyklischen Antidepressiva mit anticholinergen Eigenschaften!

Benzodiazepine. Sie dürfen nur im akuten Notfall oder bei bereits Benzodiazepin-abhängigen Patienten zur Behandlung von Angst,

Agitation und Aggressivität verwendet werden. Rascher Wirkungseintritt und geringe akute Nebenwirkungen sind die Vorteile. Nachteile sind die Gefahr von Abhängigkeit, Stürzen und Hirninfarkten.

Neuroleptika. In randomisierten, Placebo-kontrollierten, doppelt-verblindeten Zulassungsstudien zeigten sich zweifelfrei statistisch erhöhte Hirninfarkt- und Todesraten bei jenen dementen Patienten, die mit Neuroleptika behandelt wurden.

Die **Risikofaktoren** für das Auftreten dieser schwerwiegenden Komplikationen waren:
- hohes Alter,
- fortgeschrittene Demenz,
- kardiozerebrovaskuläre Risiken und andere somatische Erkrankungen sowie
- höhere Dosis und längere Dauer der Neuroleptika-Behandlung.

Bei Patienten mit VDs liegen diese Risikofaktoren häufiger vor als bei Patienten mit einer reinen AD. Entsprechend restriktiv hinsichtlich Dosierung und Behandlungsdauer müssen atypische Neuroleptika (z.B. Risperidon, Quetiapin) eingesetzt werden. Erst ein Auslassversuch, z.B. nach einer Woche, kann demonstrieren, ob diese Substanzen überhaupt noch gebraucht werden. Ein erneutes Aufflackern der Symptomatik rechtfertigt eine zeitweise Fortsetzung der Behandlung. Der Einsatz von konventionellen Neuroleptika (z.B. Haloperidol), von Atypika mit deutlichen anticholinergen Eigenschaften (Olanzapin) oder Benzodiazepinen ist keine Alternative, da diese Substanzen wahrscheinlich mit einem höheren Risiko erheblicher Nebenwirkungen assoziiert sind. Derzeit ist unklar, ob diese schwerwiegenden Komplikationen allein auf die Pharmaka oder vorwiegend auf die zugrunde liegenden Hirnveränderungen zurückzuführen sind. Weitere Details finden sich im folgenden Kapitel über die Demenz mit Lewy-Körperchen (DLB).

5 Demenz mit Lewy-Körperchen (DLB)

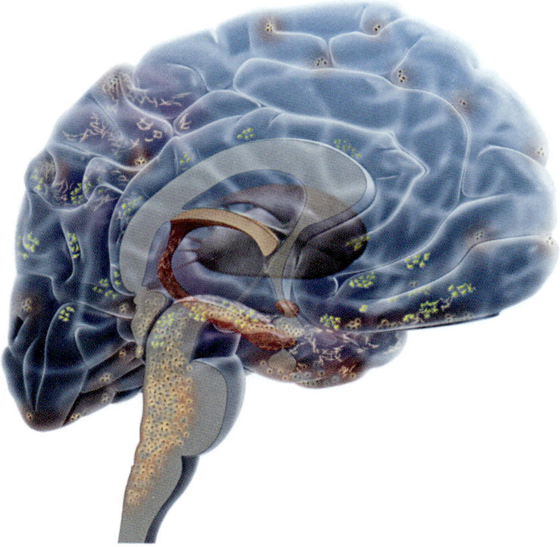

Die DLB ähnelt der AD in vieler Hinsicht. Wahrscheinlich wäre es am klügsten, die DLB als eine Übergangsform von AD und Morbus Parkinson aufzufassen, bei der sich die neuropathologischen Veränderungen beider Erkrankungen überlagern: Alzheimer-Plaques und Neurofibrillen plus Lewy-Körperchen als neuropathologische Merkmale der Parkinson-Krankheit. Einerseits verwischen sich manche der Symptome: Weder die Demenz noch die extrapyramidalmotorischen Störungen müssen besonders ausgeprägt sein. Andererseits wird durch die gleichzeitige Schädigung des dopaminergen und die besonders starke Beeinträchtigung des cholinergen Systems aufgrund der Mehrfachpathologie ein besonderes Symptomprofil akzentuiert, das eine besondere diagnostische und therapeutische Herausforderung darstellt. Die DLB wird in vielen Publikationen nach der AD als zweithäufigste neurodegenerative Demenzform im Senium bezeichnet.

5.1 Diagnose

In den **klinischen Konsensuskriterien** von McKeith et al. (2005) ist das einzig obligate Merkmal für die DLB ein **Demenzsyndrom**. Die Gedächtnisfunktion ist beim Erkrankungsbeginn relativ gut erhalten. Aufmerksamkeitsstörungen, Beeinträchtigungen der exekutiven und visuo-perzeptiven Funktionen bis hin zu Halluzinationen sind häufig. Zusätzlich zu dem notwendigen Merkmal muss für die Diagnose DLB eines der folgenden Hauptkriterien erfüllt sein:

Hauptkriterien für die DLB (mindestens ein Kriterium muss erfüllt werden; kein einzelnes ist obligat):

- Fluktuation des Kognition, insbesondere der Aufmerksamkeit und Wachheit und/oder
- wiederkehrende, szenisch ausgestaltete visuelle Halluzinationen und/oder
- hypokinetisch-rigide Parkinsonsymptome mit schlechter Dopa-Responsivität

Nebenkriterien sind unter anderem:

- REM-Schlafstörung (Sprechen, Schreien, motorisches Ausagieren von Träumen)
- ausgeprägte Neuroleptika-Überempfindlichkeit (bis zum malignen Neuroleptika-induzierten Syndrom)
- verminderte Dopamin-Transporter im Striatum z.B. dargestellt mit SPECT (DAT-Scan; Abb. 5.1)

Die Diagnose einer **wahrscheinlichen DLB** wird gestellt, wenn zwei Hauptkriterien oder ein Haupt- und ein Nebenkriterium erfüllt sind. Bei einer **möglichen DLB** muss nur ein Hauptkriterium oder ein Nebenkriterium erfüllt sein.

Unterstützende Merkmale sind wiederholte Stürze teilweise durch plötzlichen Tonusverlust, vorübergehende Bewusstseinsstörung, autonome Dysfunktion (orthostatische Hypotension; Urininkontinenz), Halluzinationen in anderen Sinnesmodalitäten, Wahnideen.

Gegen eine DLB sprechen andere Erkrankungen, die das klinische Bild zureichend erklären können; Gegenhalten und Parkinsonsymptome, die erst im späten Verlauf einer Demenz auftreten; vaskuläre Läsionen im der CCT oder MRT oder fokal-neurologische Symptome.

Neuropsychologisch zeigen die Patienten schon zu Beginn der Erkrankung eine Verlangsamung, Konzentrations- und Aufmerksamkeitsstörung (gemischt subkortikales und kortikales Bild). Bei genauer Betrachtung zeigen die Patienten an ihren schlechten Tagen eine Überlagerung von Demenz und Delir. Gerade die **kognitiven Fluktuationen** sind nicht einfach zu fassen. Meist ist man auf die Berichte von Angehörigen angewiesen, die etwa angeben, dass der Patient an manchen Tagen außergewöhnlich lethargisch und schläfrig erscheint, „vor sich hinstarrt" und auch durch Ansprechen nicht aus der Reserve zu locken ist, während er in anderen Phasen anscheinend über ein weit besseres Leistungsvermögen verfügt. **Visuelle Halluzinationen** treten typischerweise bereits früh im Krankheitsverlauf am Tage oder in der Nacht auf. Sie können szenisch und detailreich sein. Oft erinnern sich die Betroffenen recht genau an die Erscheinungen und können sehr unterschiedlich darauf reagieren; das Spektrum reicht von Amüsiertheit, über Angst bis zu Agitiertheit und Aggressivität. Die Halluzinationen können durch eine anticholinerge oder dopaminerge Parkinson-Medikation ausgelöst oder verstärkt werden. Ein rasches und positives Ansprechen auf Cholinesterase-Hemmer kann von diagnostischer Bedeutung sein.

Apparative Untersuchungen. Der mediale Temporallappen ist im **MRT** meist gut erhalten (im Gegensatz zur perihippocampalen Atrophie bei der AD). Im **PET** fällt ein Hufeisen-förmiger temporo-parieto/okzipitaler Hypometabolismus auf und zwar weiter okzipital als bei der AD. Im **SPECT** kann die Dichte der Dopamin-Transporter im Striatum dargestellt werden (DAT-Scan); bei nig-

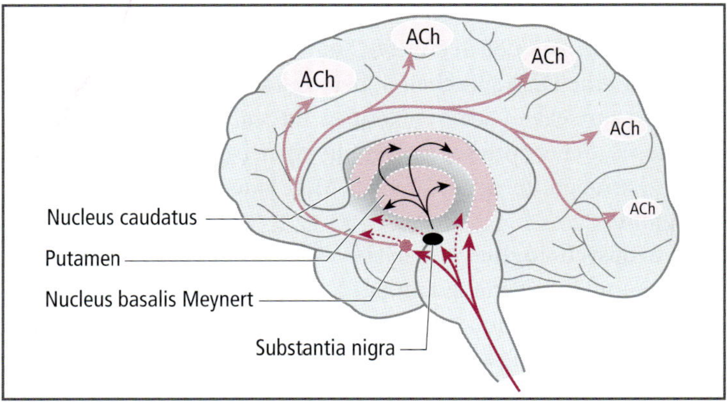

Abb. 5.1: Aufgrund des neurodegenerativen Prozesses im nigrostriatalen System (dunkelrot) ist die Dopamin-Transporter-Dichte im Striatum vermindert. Dies lässt sich z.B. mit dem sogenannten Dopamin-Transporter-(DAT)-Scan, einer SPECT-Untersuchung, darstellen. In der klinischen Bewertung dieses Befundes bei der DLB ist zu bedenken, dass die Lewy-Körperchen-Pathologie der Parkinson-Krankheit nicht nur das dopaminerge Nigrostriatalsystem, sondern auch den cholinergen Nucleus basalis Meynert betrifft, der bei einem älteren Patienten vermutlich zusätzlich durch eine Alzheimer-Pathologie geschädigt ist (ACh = Acetylcholin; hellrot: cholinerge Projektionen; schwarz: dopaminerge Projektionen).

rostriataler Systemdegenerationen (Morbus Parkinson, DLB, …) ist die Dichte der Dopamin-Transporter erniedrigt (Abb. 5.1). Weitere Auffälligkeiten ohne großen diagnostischen Stellenwert können in bitemporalen **EEG**-Veränderungen (Verlangsamung; unregelmäßige, selten steile Wellen) und einem veränderten MIBG-SPECT des Myokards bestehen.

Um die Ecke gedacht:
! Erniedrigte Dopamin-Transporter-Dichte im Striatum aufgrund einer nigrostriatalen Neurodegeneration → gleichzeitig ausgeprägtes cholinerges Defizit durch pathologische Veränderungen im benachbarten Nucleus basalis Meynert ?

Differenzialdiagnosen. AD versus DLB: Eine sichere Differenzierung ist nicht möglich und von der Natur auch gar nicht vorgesehen. Die klinischen Diagnosekriterien weisen nur eine unzureichende Sensitivität und Spezifität auf. Das ist vor allem der Fall, wenn ein deutliches Parkinson-Syndrom fehlt. Im frühen Stadium der Erkrankung sprechen gegen AD alle Kernsymptome und unterstützenden Symptome der DLB. Gegen DLB spricht eine dominante Gedächtnisstörung, intakte Vigilanz, fehlende Verlangsamung, auch im weiteren Verlauf fehlende Parkinson-Symptomatik.

Die seltene **Posteriore Corticale Atrophie (PCA),** der zumeist eine okzipital lokalisierte Alzheimer-Pathologie zugrunde liegt, kann aufgrund der Symptomatik leicht mit der DLB verwechselt werden.

Obligate Kriterien sind:
- schleichender Beginn
- komplexe visuelle Probleme mit visueller Agnosie, Apraxie, räumlicher Desorientiertheit, visuellen Halluzinationen
- intaktes primäres Sehen, Krankheitseinsicht, kaum Gedächtnis- und Wortfindungsstörungen

Fakultative Merkmale sind:
- präseniler Beginn
- perzeptive Defizite in der neuropsychologischen Testung
- strukturelle und metabolische Veränderungen im occipito-parietalen Kortex

Neuropathologie der DLB. Wie der Name sagt, ist die DLB eigentlich durch Lewy-Körperchen definiert – die man bei der niedrigen Autopsierate in der BRD allerdings kaum zu Gesicht bekommt. Insofern ist das klinisch-neuropathologische Diagnosekonzept ein wenig überspannt und geht an der diagnostischen Realität vorbei. Die Lewy-Körperchen wären vor allem im Hirnstamm, weniger im lim-

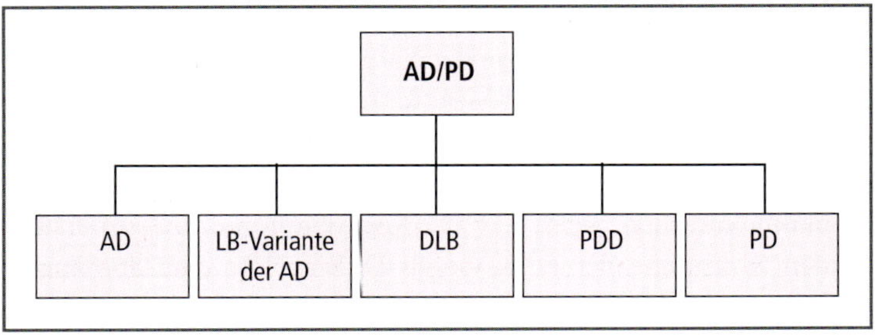

Abb. 5.2: Das Spektrum zwischen den klinischen und neuropathologischen Polen der typischen Alzheimer- und Parkinson-Erkrankung: Alzheimer-Demenz (AD), Lewy-Körperchen Variante der AD, Demenz mit Lewy-Körperchen (DLB), Parkinson-Demenz (Parkinson's Disease Dementia, PDD) und Morbus Parkinson (Parkinson's Disease, PD).

bischen System und im Neokortex nachzuweisen. Diese intraneuronalen Endprodukte neurodegenerativer Prozesse enthalten Alpha-Synuklein, Ubiquitin und einer Reihe anderer Proteine und Nukleinsäuren, die noch ebenso wenig therapeutisch angegangen werden können wie die Alzheimer-Plaques und Neurofibrillen. Demente Patienten mit Lewy-Körperchen und ohne Alzheimer-Pathologie dürfen als absolute Rarität gelten.

Auf dem Spektrum zwischen Alzheimer und Parkinson sind viele Abstufungen möglich: die Lewy-Körperchen Variante der AD, die DLB, die Parkinson-Demenz und der Morbus Parkinson (noch) ohne Demenz (Abb. 5.2). Wichtig ist die sogenannte **„1-Jahres-Regel"**: Beginnt die Erkrankung mit einer Parkinson-Symptomatik und dauert es länger als ein Jahr, bis kognitive Probleme auftreten, so spricht man von einer **Demenz bei Morbus Parkinson** (PDD). Gehen kognitive Störungen der Entwicklung extrapyramidalmotorischer Symptome voraus oder treten sie innerhalb des ersten Jahres nach Auftreten der Parkinson-Symptome auf, so spricht man von einer DLB. Größere nosologische Geheimnisse verbergen sich nicht dahinter.

5.2 Therapie

Das akzentuierte cholinerge Defizit bei der DLB stellt eine günstige Voraussetzung für die Wirksamkeit von Cholinesterase-Hemmern dar. Tatsächlich konnte die Wirkung nicht nur klinisch beobachtet, sondern auch in Studien belegt werden. Da die cholinergen Probleme sowohl den kognitiven, als auch den nicht-kognitiven Störungen des Erlebens und Verhaltens bei der DLB zugrunde liegen, sind auf beiden Ebenen günstige Effekte zu erzielen. Gelegentlich wurde allerdings eine Zunahme der extrapyramidalmotorischen Symptome, vor allem des Tremors, unter einer Behandlung mit Cholinesterase-Hemmern beobachtet. Bizarrerweise ist in Deutschland derzeit nur Rivastigmin, und das auch noch in der wenig bekömmlichen Tablettenform, formal zur Behandlung von Patienten mit „Parkinson-Demenz" zugelassen. Das heißt, dass diejenigen Patienten, bei denen die kognitiven Störungen früher oder innerhalb des ersten Jahres nach Beginn der Parkinson-Symptomatik begonnen haben, einfach Pech haben, nämlich eine Demenz mit Lewy-Körperchen, ein ausgeprägtes cholinerges Defizit, nach dem Buchstaben des engstirnigen Gesetzes aber keine Cholinesterase-Hemmer. Es sei denn, man überlegt noch einmal persönlich und findet die therapeutische Lösung:

? DLB = AD + PD !

Die Behandlung von Angst, Agitation und Aggressivität auf der Basis psychotischen Erlebens (**BPSD**) stellt eine besondere Herausforderung dar. Hier sind im Wesentlichen zwei Problemkonstellationen zu unterscheiden (Abb. 5.3): der „Parkinson-Patient" und der „Alzheimer-Patient".

Viele Patienten mit dem Etikett **Morbus Parkinson** werden über eine lange Zeit erfolgreich und ohne wesentliche Nebenwirkungen mit anticholinergen und dopaminergen Substanzen gegen die extra-

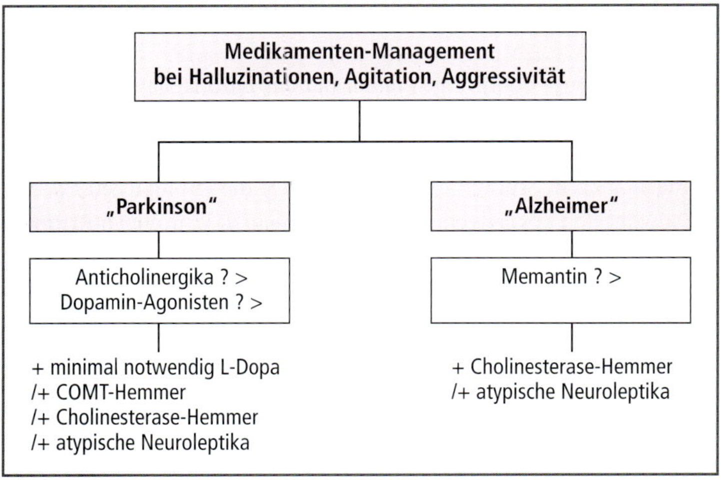

Abb. 5.3: Typische Problemkonstellationen bei der Entstehung und Behandlung von Störungen des Erlebens und Verhaltens (BPSD) von dementen Patienten: Bei Patienten mit Morbus Parkinson wird die psychotische Symptomatik durch die dopaminerge und anticholinerge Parkinson-Behandlung ausgelöst, welche im Senium nicht mehr ausreichend durch die schwindenden cholinergen Reserven des Gehirns aufgewogen werden kann (beginnende Parkinson-Demenz?); beim Patienten mit AD sollte ein Diagnosewechsel hin zur DLB erwogen werden. Beide profitieren voraussichtlich spürbar von Cholinesterase-Hemmern. Häufig müssen zusätzlich Neuroleptika mit großer Vorsicht und zeitlich limitiert eingesetzt werden, wobei immer eine Abwägung von Nutzen (Entspannung, Reduktion von Selbst- und Fremdgefährdung) und Risiken erfolgen muss (malignes Neuroleptika-induziertes Syndrom, zerebrovaskuläre Komplikationen, insgesamt erhöhte Mortalität).

pyramidalmotorische Symptomatik behandelt. Mit den Jahren schreitet jedoch die nigrostriatale Neurodegeneration fort und erfordert eine noch energischere Behandlung, während gleichzeitig die cholinergen Reserven im Senium immer leichter erschöpft sind. In dieser Situation müssen die deliriogenen Anticholinergika und die psychotogenen Dopamin-Agonisten abgesetzt und durch die minimal notwendige Dosis von L-Dopa ersetzt werden. Möglicherweise profitiert der Patient jetzt nicht nur hinsichtlich seiner kognitiven Leistung, sondern auch bezüglich der BPSD von Cholinesterase-Hemmern.

Auch Patienten mit der Diagnose **AD** können BPSD entwickeln; es ist die Frage, ob man sie dann lieber als DLB diagnostizieren sollte. Dieser kleine, scheinbar akademische Unterschied kann ganz gravierende praktische Auswirkungen haben, da der gut informierte Arzt mit dieser Diagnose unter Beweis stellt, dass er sich über die Ursachen der Symptome und Konsequenzen der Behandlung im Klaren ist:

1. Es gilt ein doppeltes, vor allem cholinerg, aber auch dopaminerg vermitteltes Problem zu bewältigen, und
2. es ist dabei wegen des dopaminergen Defizits mit Komplikationen bei der Gabe von Neuroleptika bis hin zum malignen Neuroleptika-induzierten Syndrom zu rechnen!

Vorrangig ist auch hier das Absetzen etwaiger anticholinerger Substanzen. Sehr selten einmal kann auch Memantin psychotogen wirken und sollte abgesetzt werden. Wichtig ist spätestens jetzt die Gabe von Cholinesterase-Hemmern.

Sind Halluzinationen, Wahnideen, Angst und Aufregung gravierend und erfordern Sofortmaßnahmen, so kann man vielfach auf **Neuroleptika** nicht verzichten. Hier ist es wichtig, Nutzen und Risiken abzuwägen und schriftlich festzuhalten, dass man in Kenntnis der besonderen Problemkonstellation handelt (bereits der **Kurveneintrag „Demenz mit Lewy-Körperchen“** belegt, dass der verordnende Arzt im Bilde ist). Es ist bekannt, dass Neuroleptika und Benzodiazepine die zerebrovaskuläre Morbidität und die Mortalität dementer Patienten signifikant erhöhen. Atypische Neuroleptika in niedriger Dosierung besitzen möglicherweise ein etwas niedrigeres Risiko als konventionelle Neuroleptika und vor allem als Benzodiazepine. Es ist wichtig, die Substanzen dennoch in der niedrigst notwendigen Dosierung einzusetzen (z.B. Quetiapin oder Risperidon), und nur zu steigern, falls die Situation dies unbedingt erfordert, und möglichst rasch wieder abzusetzen. Zeigt ein erster Absetzversuch nach einer Woche, dass die Symptomatik wiederkehrt, ist eine vorsichtige Weiterbehandlung gerechtfertigt, die jedoch niemals als Dauerbehandlung festgeschrieben werden darf. Die Indikation muss immer wieder überprüft werden.

Zusammenfassung. Die DLB liefert ein trauriges Beispiel für die gedankliche Schlichtheit in der modernen Medizin, da ausgerechnet jene Patienten, die am positivsten auf Cholinesterase-Hemmer reagieren (weil sie die ausgeprägtesten cholinergen Defizite aufweisen) und die Behandlung am dringendsten nötig haben (weil sie immer wieder verwirrt, ängstlich und aggressiv werden können) in eine separate nosologische Entität abgeschoben werden (die eigentlich aus einer Kombination von Alzheimer und Parkinson besteht), für die spezielle Zulassungsverfahren notwendig wären. Hierdurch wird eine Situation geschaffen, in der man selbst nachdenken muss!

1. ! AD + lebhafte visuelle Halluzinationen = DLB ?
2. DLB = AD + PD
3. → ...

6 Frontotemporale Lobärdegenerationen (FTLDs)

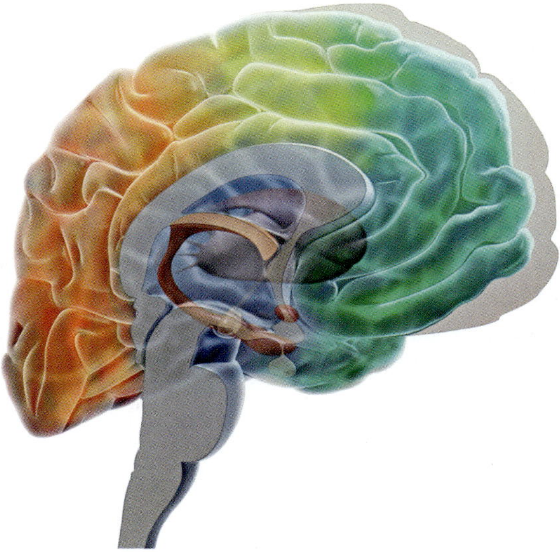

Eine alte Bezeichnung für die Kerngruppe der Frontotemporalen Lobärdegenerationen (FTLDs) ist „Morbus Pick". Die FTLD bilden eine klinisch und neurobiologisch heterogene Gruppe von Erkrankungen mit folgenden gemeinsamen Eigenschaften:

- schleichender Beginn
- häufig vor dem 65. Lebensjahr
- nicht selten weitere Erkrankungsfälle in der Familie
- langsame Progredienz
- keine frühen Störungen von Gedächtnis und Orientierung
- neokortikale Atrophie der „evolutionär jüngsten" Hirnareale (Präfrontalkortex, Frontalpole der Temporallappen)

Die FTLD wird in drei **klinisch definierte Subtypen** unterteilt, die vor allem im Frühstadium gut unterscheidbar sind (Abb. 6.1):

- **frontotemporale Demenz (FTD)** mit führender Wesensänderung (> 50% der FTLD)
- **langsam progrediente (nichtflüssige) Aphasie (PA)** bei links präfrontaler Atrophie (< 25%),
- **semantische Demenz (SD)** mit Verlust des Sprachverständnisses und „Weltwissens" bei bitemporaler Atrophie (< 25%).

Weitere Sonderformen der FTLDs sind die

- **progrediente Soziopathie** bei rechts frontotemporaler Atrophie
- FTLD mit myatropher Lateralsklerose **(Mitsuyama Syndrom)**
- **progressive subkortikale Gliose**
- **kortikobasale Degeneration**
- **pallido-striato-nigrale Degeneration**

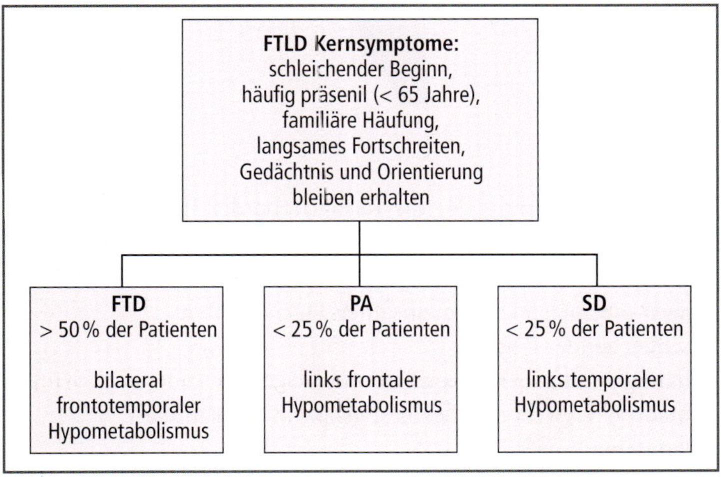

Abb. 6.1: Die häufigsten Varianten der Frontotemporalen Lobärdegenerationen (FTLDs) sind die Frontotemporale Demenz (FTD), die langsam progrediente Aphasie (PA) und die Semantische Demenz (SD).

FTLDs = FTD + PA + SD + …

Pathologie und Genetik. Der pathologische Prozess und die Klinik der FTLD sind sehr variabel und der momentane Stand der Grundlagenwissenschaft trägt stark zur Konfusion bei. Die Pathologie kann vornehmlich den frontalen oder den temporalen Kortex oder aber beide betreffen. Sie kann asymmetrisch ausgeprägt sein. Die Insel ist fast immer beteiligt. Subkortikale Strukturen können betroffen sein (u.a. Nucleus caudatus, Substantia nigra, Pallidum, Amygdala). Die Lokalisation des neurodegenerativen Prozesses ist entscheidend für die Symptomatik. Die Art bestimmter histologischer Veränderungen (Pick-Zellen, Pick-Körperchen, …) steht ebenso wenig in einer engen Beziehung zu Klinik wie die zugrunde liegenden genetischen Faktoren. Mitunter finden sich Mutationen des Tau-Proteins auf Chromosom 17 (FTDP-17; variabler Phänotyp). Eine weitere Teilgruppe der familiären Fälle (mit Ubiquitin-haltigen Einschlusskörperchen) resultiert aus einer Mutation oder Deletion des Progranulin-Gens, ebenfalls auf Chromosom 17, mit verminderter Expression dieses Proteins und der Folge einer Akkumulation des Proteins TDP-43 in den Einschlusskörperchen. Klinisch und pathologisch bestehen Überschneidungen zwischen kortikobasaler Degeneration und progressiver supranukleärer Parese (Tauopathien), sowie zwischen FTLD und der sporadischen ALS (TDP-43-Proteinopathien). Der Krankheitsbeginn liegt meist vor dem 65. Lebensjahr, die Prävalenz im höheren Alter ist unklar. Die Molekulargenetik wird in absehbarer Zeit zu einer neuen Ordnung der neurodegenerativen Erkrankungen führen, noch sind die Krankheitsgruppen aber nach Symptomatik und Lokalisation des Krankheitsprozesses organisiert.

6.1 Frontotemporale Demenz (FTD)

Die klinisch-diagnostischen Konsensuskriterien nach Neary et al. (1998) sind:

Grundlegende klinische Merkmale für die FTLD (alle zu erfüllen)
- schleichender Beginn und allmähliche Progredienz
- früh auftretendes Defizit im zwischenmenschlichen Kontakt
- früh auftretende Verhaltensauffälligkeit
- früh auftretende emotionale Indifferenz
- früh auftretender Verlust der Krankheitseinsicht

Unterstützende Merkmale
- Verhaltensauffälligkeiten: z.B. Vernachlässigung der Körperpflege und Hygiene, geistige Inflexibilität, Ablenkbarkeit und fehlende Ausdauer, Hyperoralität und Veränderung der Essgewohnheiten, perseveratives und stereotypes Verhalten, unaufgeforderte Manipulation von Gegenständen (utilization behaviour)
- Sprache und Sprechen: veränderte Sprachproduktion wie Sprachantriebsstörung, Wortkargheit oder Logorrhoe, sprachliche Stereotypien, Echolalie, Perseveration, Mutismus
- somatische Symptome: Inkontinenz, Akinese, Rigor, Tremor, erniedrigter bzw. labiler Blutdruck, Primitivreflexe (Nachgreifen, Palmomental-, Schnauz-, nicht habituierender Blinzelreflex etc.)

Neuropsychologie. Defizite in Testverfahren „frontaler" Funktionen bei Fehlen von schwerer Gedächtnisstörung, Aphasie oder visuell-räumlicher Störung. Störung v.a. „exekutiver" Leistungen wie
- Wortflüssigkeit
- Interferenzunterdrückung (Stroop-Test),
- freier Gedächtnisabruf
- planendes, analytisches und zielgerichtetes Denken

Typische, aber nicht obligate Verhaltensauffälligkeiten sind:

- Antriebsstörung (Aufgaben werden nur mit kontinuierlicher Aufforderung bearbeitet)
- Sprachantriebsstörung (knappe Äußerungen, fast nur auf direkte Fragen) oder Logorrhoe und Witzelsucht (scherzhafte, situativ inadäquate Bemerkungen)
- emotionale Indifferenz (gegenüber Krankheitssymptomen und Testleistungen)
- inadäquater Affekt (z.B. flach-euphorisch, misstrauisch-verstimmt)
- Perseveration (Wiederholung von Antworten und Handlungen, obwohl die Anforderung zwischenzeitlich gewechselt hat)
- Regelbrüche (Testinstruktionen werden nicht beachtet; inadäquate Reaktionen)
- Utilisation (utilization behaviour; Gegenstände werden unaufgefordert wie automatisch betastet)
- Konkretismus (Haften an äußerlichen Merkmalen bei der Testbearbeitung)
- gestörte Interferenzunterdrückung (zahlreiche Fehler im Stroop-Farbe-Wort-Interferenz-Test)
- Echolalie (Äußerungen anderer werden nachgesprochen)
- Hyperoralität (zum Mund führen nicht essbarer Dinge, Heißhunger auf z.B. Süßigkeiten)
- bizarre oder zwanghafte Verhaltensweisen (Rituale, Horten, Stereotypien, z.B. Handbewegungen, Umhergehen, Summen)

Neurologische Symptome. Inkontinenz und hypokinetisch-rigides Syndrom können schon früh auftreten. Eine Kombination mit den Symptomen einer amyotrophen Lateralsklerose kann auftreten, wenn der Gyrus präzentralis neuropathologisch mitbetroffen ist.

Apparative Untersuchungen. Trotz fortgeschrittener Symptomatik kann das konventionelle **EEG** „auffallend normal" erscheinen. Die **strukturelle Bildgebung** zeigt meist eine Aufweitung des frontalen Interhemisphärenspaltes und der Sylvischen Fissur. Bei der typischen „Pick-Krankheit" kann der Frontalkortex mit meist asymmetrischer Ausprägung stark schrumpeln („Walnuss-Relief"), bei einigen Patienten ist das Frontalhirn makropathologisch weitgehend unverändert. Im **SPECT** oder **PET** ist der Nachweis einer Hypoperfusion im Bereich des Präfrontalkortex und auch der frontalen Pole des Temporalhirns diagnostisch obligat.

Differenzialdiagnosen. FTD versus AD: Je niedriger das Erkrankungsalter, desto höher ist die a-priori-Wahrscheinlichkeit einer FTD im Vergleich zur AD. Ein frühes Auftreten von Inkontinenz und hypokinetisch-rigidem Syndrom spricht gegen AD, Myoklonien und Anfälle gegen FTD. Die NINCDS-ARDRA-Kriterien für die AD trennen nicht zuverlässig zwischen AD und FTD. Frühe Verhaltensauffälligkeiten haben einen hohen prädiktiven Wert für die Diagnose FTD, z.B. das Fehlen von Krankheitseinsicht, Sprachverarmung, Hyperoralität, stereotypes und perseveratives Verhalten. Eine Differenzialdiagnose anhand spezieller neuropsychologischer Untersuchungen ist möglich. Die Aussagekraft der Verhaltensbeobachtung ist höher als die von isolierten neuropsychologischen Testuntersuchungen.

6.2 Primär-progressive (nichtflüssige) Aphasie

Grundlegende klinische Merkmale (beide zu erfüllen):

- schleichender Beginn und allmähliche Progredienz
- nichtflüssige Aphasie mit mindestens einem dieser Symptome: Agrammatismus, Paraphasien, Benennstörung

Unterstützende Merkmale:

- Sprache und Sprechen: Stottern oder Sprechapraxie; Störung des Nachsprechens, Alexie, Agraphie, im frühen Stadium erhaltenes Sprachverständnis auf Wortebene; im späten Stadium Mutismus
- Verhaltensauffälligkeiten: im frühen Stadium intaktes Sozialverhalten; im späten Stadium Verhaltensauffälligkeiten ähnlich wie bei frontotemporaler Verlaufsform.

Differenzialdiagnosen: Progressive Aphasie versus AD: Die Sprachstörung bei der AD unterscheidet sich deutlich von der primär progressiven Aphasie. Die Sprachflüssigkeit ist bei der AD relativ gut erhalten, ebenso Phonologie und Grammatik, Sprachmelodie; das Sprachverständnis ist aber stärker gestört. Eine Broca-artige Aphasie schließt eine AD nahezu aus. Bei AD bestehen zusätzliche Defizite der visuell-räumlichen Verarbeitung und des Gedächtnisses.

Progressive Aphasie versus Corticobasale Degeneration (CBD): Bei der CBD kann sich bei Beteiligung der dominanten Hemisphäre eine frühe nicht-flüssige Aphasie zeigen. Besonders auffallend sind aber meist die asymmetrische Koordinationsstörung, Dystonie und Apraxie bis hin zum „alien limb sign" mit unwillkürlichen Extremitätenbewegungen, die sich je nach Lokalisation des Prozesses im oder gegen den Uhrzeigersinn auf weitere Extremitäten ausdehnen können. Im MRT fällt eine asymmetrische, meist frontoparietal akzentuierte Atrophie auf. Im Verlauf können depressive Verstimmung und Gedächtnisstörungen auftreten.

6.3 Semantische Demenz (SD)

Grundlegende klinische Merkmale:
- schleichender Beginn und allmähliche Progredienz
- Sprachstörung: inhaltsarme flüssige Spontansprache; Verlust des Wissens über Wortbedeutungen, die sich beim Benennen und im Sprachverständnis zu erkennen gibt
- semantische Paraphasien und/oder
- visuelle Agnosie mit Prosopagnosie (Störung des Erkennens von Gesichtern) und/oder
- Objektagnosie.

Dabei erhaltene Fähigkeit, Objekte anhand ihrer Gestalt zuzuordnen (ohne sie notwendigerweise zu erkennen) und Zeichnungen zu kopieren, Einzelworte nachzusprechen, laut zu lesen und Worte orthographisch korrekt nach Diktat zu schreiben.

Differenzialdiagnose. SD versus AD: Zur Sprachstörung bei der semantischen Demenz gehört – anders als bei der AD – ein früher Verlust des Wissens über Wortbedeutungen beim Verstehen gesprochener und geschriebener Sprache.

6.4 Therapie

Es gibt nicht **die** in klinischen Studien belegte oder zugelassene medikamentöse Standardtherapie der FTLDs. Störungen des Erlebens und Verhaltens werden symptomorientiert mit **nicht-medikamentösen Maßnahmen** und mit **Psychopharmaka** behandelt. Für motorische Unruhe und zwanghafte Verhaltensweisen wurden, zunächst auf der Grundlage von Fallberichten, **Serotonin-Wiederaufnahmehemmer (SSRI)** empfohlen. Inzwischen liegen kleinere Placebo-kontrollierte Studien zur Behandlung von Verhaltensstörungen bei FTD vor. **Trazodon** zeigte in einer nicht-kontrollierten Studie bei FTD eine Reduktion von Reizbarkeit, Agitiertheit, depressiver Symptomatik und vermehrtem Appetit. Als längerfristig einsetzbare Substanzen zur Verbesserung der Impulskontrolle können auch **Valproat, Carbamazepin**, oder **Lamotrigin** eingesetzt werden. Der α_2-Adrenorezeptor-Antagonist Idazoxan zeigte keine positiven Effekte. Methylphenidat hatte einen marginal positiven Effekt hinsichtlich herausfordernden Verhaltens. Auch für die Behandlung von Apathie und Antriebsstörung bei FTLD existieren keine validierten Ansätze. Bezüglich der Anwendung von Cholinesterase-Hemmern gibt es weder eine ausreichende neurobiologische Begründung noch klinische Wirksamkeitsbelege. Eine kleine Studie mit Donepezil fand bei vier von zwölf Patienten sogar eine reversible Verschlechterung. Die Effekte von Memantin waren bisher nicht eindeutig positiv. Durch die Mitbeteiligung des Striatum kann ein hypokinetisch-rigides Syndrom auftreten. In dieser Situation sollten keine klassischen oder hochpotenten **Neuroleptika** gegeben werden, auch atypische Neuroleptika sind nur mit Vorsicht anzuwenden. Bei Inkontinenz ist ein Kontinenztraining angezeigt, zusätzlich kommt ein Versuch mit Trospiumchlorid oder mit einem peripher anticholinerg wirksamen Medikament infrage.

Die **Beratung** der Patienten und Angehörigen muss auf die Besonderheiten der FTLD und des jeweils vorliegenden Subtyps der Erkrankung ausgerichtet werden. Es ist sehr wichtig, sich selbst darüber im Klaren zu sein und den Angehörigen nahe zu bringen, dass die Patienten mit FTD keine Verantwortung für ihre Handlungen mehr tragen können. Entsprechende Vorkehrungen müssen zum Schutz der Familie getroffen werden.

Zusammenfassend ist einzugestehen, dass es keinen klinischen Fahrplan für die Standard-Behandlung der Patienten mit FTLDs gibt und auch nicht geben kann. Dies bedeutet jedoch keine Rechtfertigung einer therapeutischen Lethargie. Im Gegenteil müssen die Patienten vernünftig und pragmatisch symptomorientiert behandelt werden. Noch wichtiger als eine Pharmakotherapie sind rechtzeitige Diagnosestellung sowie Beratung und Schutz der Familie. Einige Ausführungen in diesem Abschnitt erscheinen möglicherweise ein wenig speziell. Wenn sie dazu beitragen, dass künftig etwas häufiger an die Differenzialdiagnose FTLDs gedacht wird, haben sie ihren Zweck erfüllt.

Es gibt immer noch zu viele, die im mittleren Lebensalter eine FTLD entwickeln, aber eine der folgenden Fehldiagnosen tragen: Spätalkoholismus, Spätschizophrenie, Altersdepression, Manie, Persönlichkeitsstörung, Alterskriminalität, …

7 Vaskuläre Demenzen (VDs)

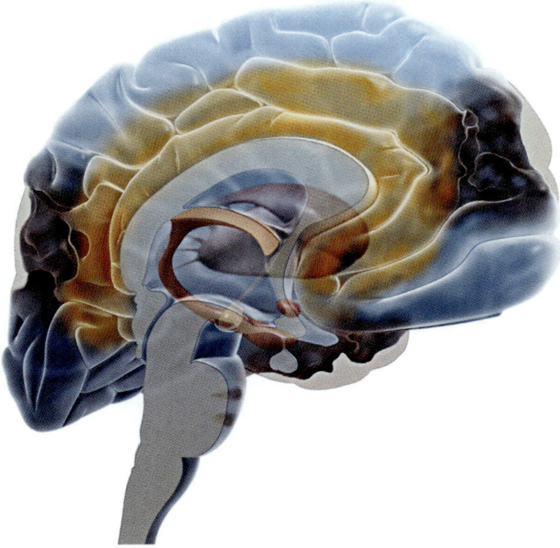

Die allgemeinen Demenzkriterien des ICD-10 oder DSM-IV müssen erfüllt sein. Darüber hinaus müssen notwendigerweise neurologische Herdsymptome und/oder MRT beziehungsweise CCT vorliegen, die auf eine zerebrovaskuläre Erkrankung hinweisen. Die Mikroangiopathie ist häufiger als die Makroangiopathie und ihr kommt die noch größere Bedeutung als Demenzursache zu. Es gibt eine Beziehung zwischen Infarktvolumen und Demenzrisiko, aber noch wichtiger ist die Lage, die strategische Position der vaskulären Läsionen. Die Diagnose einer vaskulären Demenz oder einer vaskulären Demenzkomponente eröffnet vielfach Chancen zu einer Sekundärprophylaxe.

Die wichtigsten Formen der VDs sind:

- **„Multi-Infarkt-Demenz" (MID)** mit mehreren großen, ischämischen oder hämorrhagischen Territorialinfarkten. Die Symptomatik dieser VD ist variabel und abhängig vom Ort und dem Ausmaß der Läsion im Gehirn.
- **Subkortikale vaskuläre Enzephalopathie (SVE)** als Folge einer hypertensiven zerebralen Mikroangiopathie mit diffuser Marklagerveränderung oder lakunären Stammganglienläsionen, gelegentlich auch mikroangiopathischen Veränderungen des Neokortex und limbischen Systems
- **strategische Infarkte** mit kleiner struktureller Ursache in kritischen Hirnarealen (Hippocampus, bilateral im Thalamus, im Gyrus angularis der dominanten Hemisphäre, im hinteren Kapselknie, auch im frontalen Marklager) und schwerwiegenden funktionellen Folgen
- **Grenzzonen-Infarkte** bei Verengerung oder Verschluss großer Arterien oder Sinus- beziehungsweise Hirnvenenthrombose
- **CADASIL** gilt als Paradebeispiel einer genetisch bedingten VD mit großer wissenschaftlicher Bedeutung. Die autosomal dominante Veränderungen auf dem Chromosom 19 im so genannten Notch-3-Gen führen dazu, dass Betroffene ausgedehnte mikrovaskuläre Veränderungen entwickeln. Weitere genetisch verankerte VD-Formen sind HERNS, Familial British Dementia, HCHWA, MELAS und das Susac-Syndrom.

7.1 Diagnose

Bei der **Anamnese** ist auf kardiovaskuläre und zerebrovaskuläre Erkrankungen, Hypertonie, Hyperlipidämie, Diabetes, Alkohol, Nikotin, körperliche Inaktivität und Medikamente zu achten, bei der **körperlichen Untersuchung** auf kardiovaskuläre Veränderungen (Blutdruck, periphere Pulse, Herzaktion, Herzgeräusche, Herzgröße) und den neurologischen Befund (Herdzeichen als Hinweise auf eine Makroangiopathie; Dysarthrie, Gangapraxie, Brady- und Hypokinese, Affektinkontinenz („emotionalism") als Hinweise auf eine SVE). **Psychopathologisch** können bei der SVE Antriebsmangel, Verlangsamung, Kritikschwäche und eine Verflachung der Persönlichkeit auffallen. **Neuropsychologisch** findet sich bei der „MID" mitunter ein Muster, das sich mit den strukturellen Läsionen zur Deckung bringen lässt; bei der SVE stehen Defizite von Frontalhirn-assoziierten und subkortikalen Leistungen (Exekutiv- und Aufmerksamkeitsleistungen) im Vordergrund. Folgende Gedächtnisleistungen können z.B. überprüft werden:

- semantische Wortflüssigkeit (z.B. Tiere, Einkaufsliste, …)
- lexikalische Wortflüssigkeit (Wörter eines Anfangsbuchstabens);

Diese Tests eignen sich vor allem, um das charakteristische Defizitprofil der SVE zu erfassen:

- Zahlen-Symbol-Test des Wechsler-Intelligenztest
- Wortlistenlernen, z.B. den California Verbal Learning Test
- eine Depressionsskala, die auch Fremdbeurteilung erlaubt
- Fragebogenversion des Neuropsychiatric Inventory

Bildgebung. Ohne den Nachweis struktureller vaskulärer Hirnläsionen in MRT oder CCT kann die klinische Diagnose einer VD nicht als gesichert angesehen werden (Abb. 7.1). Bei strategischen Infarkten kann mithilfe von SPECT oder PET das Ausmaß der Funktionsveränderung dargestellt werden.

Von diagnostischer Bedeutung sind vor allem folgende Befundkonstellationen:

- alterskorrelierte, noch „normale" Ausprägung der Mikroangiopathie
- pathologische Ausprägung der Mikroangiopathie, d.h. vaskuläre Enzephalopathie bei
  - vaskulärer Enzephalopathie ohne klinisch diagnostizierte Demenz, d.h. keine VD

- vaskulärer Enzephalopathie mit klinisch diagnostizierter Demenz, also VD
- keine vaskuläre Enzephalopathie, aber klinisch diagnostizierte Demenz und fokal akzentuierte Hirnatrophie, d.h. primär neurodegenerative Demenz
- Koinzidenz von vaskulärer Enzephalopathie, fokal akzentuierter Hirnatrophie und klinisch diagnostizierte Demenz bei demenziellem Prozess vom MIX-Typ (unter auch koronarer Schnittführung zur Beurteilung der Hippocampusformation)

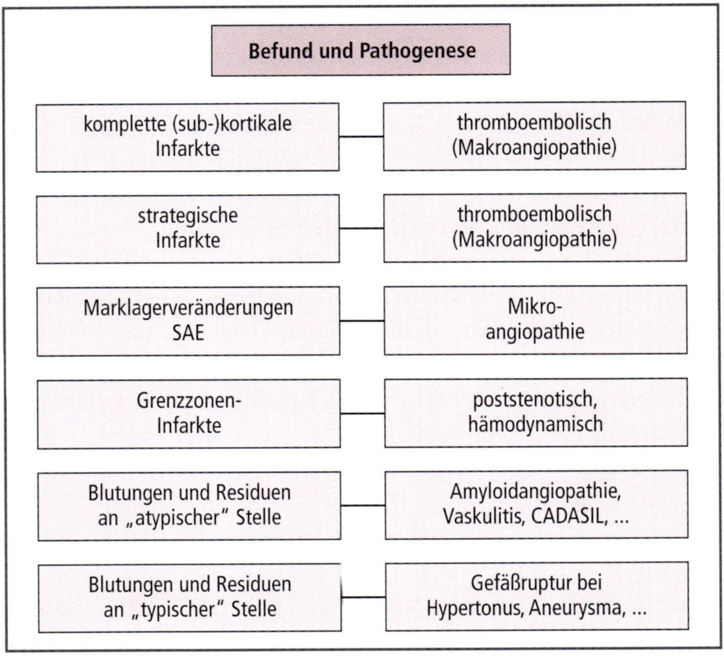

Abb. 7.1: Morphologische Befunde als Hinweise auf die Pathogenese der vaskulären Demenz.

Weitere apparative Untersuchungen. Die Aussagekraft der EEG-Befunde ist sehr begrenzt, Normalbefunde sind nicht selten. EKG, Langzeit-EKG, Echokardiographie und Dopplersonographie der hirnversorgenden Gefäße können sinnvoll sein, um kardiologische (Insuffizienz, Rhythmusstörungen) und vaskuläre Ursachen zu identifizieren.

Labor. Spezifische Biomarker stehen gegenwärtig nicht zur Verfügung. Die **Liquordiagnostik** ist kein obligater diagnostischer Baustein, kann aber in unklaren Fällen wichtig sein zum Ausschluss von differenzialdiagnostisch erwogenen entzündlich oder immunologisch bedingten Erkrankungen der weißen oder grauen Substanz (z.B. Vaskulitis, Enzephalomyelitis disseminata). Auch zum Ein- oder Ausschluss einer Alzheimer-Pathologie besitzt die Liquordiagnostik eine gewisse Bedeutung.

Differenzialdiagnose. AD versus VDs: Sind im hoch auflösenden MRT keine vaskulären Hirnveränderungen zu demonstrieren, ist dies ein hinreichender Grund, um die Verdachtsdiagnose einer VD abzuweisen. Gerade bei älteren Menschen wird man oft sowohl vaskuläre als auch Alzheimer-Veränderungen im Gehirn auffinden. Eine genaue Abgrenzung zwischen VD und AD ist dann natürlich weder sinnvoll noch möglich: Meist liegen gemischte Demenzen vor (siehe Kapitel 8).

7.2 Therapie

Cholinesterase-Hemmer und **Memantin** können bei VDs wirksam sein, vor allem wenn gleichzeitig Alzheimer-Veränderungen vorliegen (und das ist bei den meisten alten Patienten der Fall). Sie sind allerdings für reine VDs nicht zugelassen.

Behandlung der vaskulären Grunderkrankungen. Werden die vaskulären Grunderkrankungen und Risikofaktoren behandelt, kann sich das auch symptomatisch vorteilhaft auf Leistungsfähigkeit und Lebensqualität der Patienten auswirken. Ebenso ist die **Sekundärprävention nach Schlaganfällen** zu empfehlen, um die Rezidivrate neuerlicher Infarkte zu reduzieren und damit das Demenz-Risiko zu senken. Studien zeigen außerdem, dass die Gabe des ACE-Hemmers Perindopril in Kombination mit dem Diuretikum Indapamid das Risiko einer Demenz nach einem Rezidivschlaganfall verringert (PROGRESS-Studie). Die Sekundärprävention nach TIA oder ischämischem Infarkt mit Thrombozytenfunktionshemmern, Statinen und Antidiabetika kann möglicherweise die Entwicklung oder Progression einer Demenz verhindern oder verlangsamen. Andere Studien zeigen, dass durch eine Statintherapie das Risiko für ischämische Schlaganfälle und für transistorisch ischämische Attacken (TIA) gesenkt werden kann. Patienten mit zerebrovaskulärer Atherosklerose sollten deshalb ähnlich aggressiv wie Patienten mit KHK hinsichtlich Lipidstoffwechselstörungen behandelt werden.

Nicht-medikamentöse Behandlung. Neurorehabilitation, Soziotherapie und Psychoedukation können je nach Befinden und Beschwerden der Patienten angezeigt sein.

Experimentelle Therapieansätze. Eine Hyperhomozysteinämie wurde in epidemiologischen Studien gehäuft bei VDs, insbesondere der subkortikalen vaskulären Enzephalopathie (SVE), nachgewiesen, aufgrund noch fehlender Daten in Interventionsstudien muss eine Vitaminsubstitution B1, B12 und Folsäure derzeit allerdings noch als experimentelle Therapie aufgefasst werden. Die postmenopausale Östrogensubstitution führt nicht zu einer Reduktion von vaskulärer Demenz. Statine werden bei vaskulären degenerativen Demenzen untersucht, bislang fehlen allerdings belastbare Ergebnisse in prospektiven Interventionsstudien. Insbesondere konnte in einer großen randomisierten Studie bei älteren Menschen das Neuauftreten einer Demenz nicht signifikant durch Statine beeinflusst werden.

ASS ist bei VD nicht symptomatisch wirksam. Eine Wirksamkeit in der Sekundärprophylaxe lakunärer Infarkte durch ASS ist nicht belegt. ASS kann bei SVE (u.a.) das zerebrale Blutungsrisiko erhöhen, Nutzen und Risiko müssen daher genau abgewogen werden.

Zusammenfassung. Die VDs stellen weder eine einheitliche Erkrankung noch ein klares Syndrom dar. Grundlage der Definition, Diagnose und Therapie vaskulärer Demenzformen ist allein die Attribution der beobachteten klinischen Symptome auf Verlauf und Lokalisation der vaskulären Hirnveränderungen.

8 Gemischte Demenz (mixed dementia)

Erkranken alte Menschen an einer Demenz, so liegen in der Regel gemischte neurodegenerativ-vaskuläre Hirnveränderungen vor. Die kognitiven Defizite entstehen aus den kumulativen Effekten von Alzheimer, mikro- und makroangiopathischen sowie anderen Läsionen. Epidemiologische Studien erhärten diese Annahme: Menschen mit kognitiven Defiziten haben ein erhöhtes Schlaganfall-Risiko. Auch verdoppelt sich nach einem Schlaganfall das Risiko, innerhalb der nächsten Jahre an einer AD zu erkranken.

8.1 Diagnose

Die folgenden Merkmale sprechen bei dementen Patienten mit nachgewiesenen vaskulären Hirnveränderungen für die Relevanz gleichzeitig vorhandener Alzheimer-Veränderungen:

- höheres Alter (> 70)
- geringe Ausprägung der vaskulären Veränderungen angesichts der Schwere der kognitiven Defizite
- langsame Progredienz
- Alzheimer-typische kognitive Defizite (deutliche mnestische Probleme bei geringeren weiteren Defiziten)
- mediotemporale Hirnatrophie
- temporo-parietale Hypoperfusion/Hypometabolismus
- Anstieg von Gesamt-Tau und Phospho-Tau sowie Abnahme des β-Amyloid$_{1\text{-}42}$ im Liquor
- stark positives Plaque-Imaging. Diese Untersuchung ist natürlich von eher akademischem Interesse.

Wenn 98% der epidemiologisch repräsentativen alten dementen Patienten ein erhebliche Alzheimer-Neurofibrillenpathologie und 75% deutliche mikroangiopathische Veränderungen aufweisen, kann die Häufigkeit und Bedeutung gemischter Demenzen – zu denen ja auch noch andere Hirnveränderungen (Lewy-Körperchen, Pick-artige Veränderungen, Folgen von SHT, …) zu zählen sind – leicht abgeschätzt werden (Abb. 8.1).

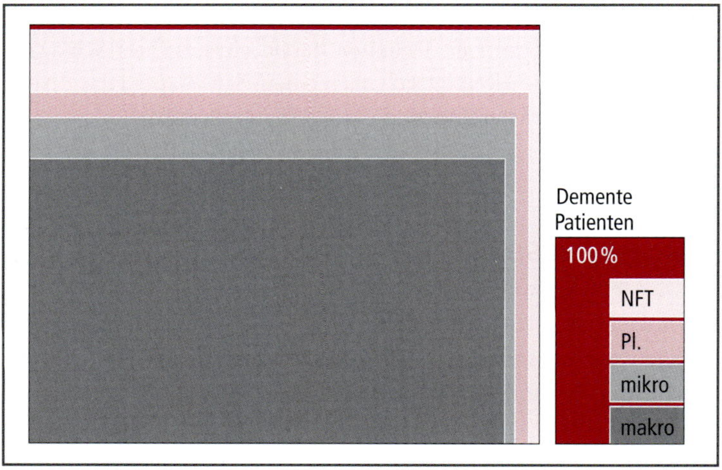

Abb. 8.1: Relative Häufigkeit der Neurofibrillen (NFT)- , Plaque (Pl.)-, Mikro (mikro) - und Makroangiopathie (makro) bei epidemiologisch repräsentativen dementen Patienten.

8.2 Therapie

Sekundärprophylaxe. Vermutlich ist die Behandlung vaskulärer Risikofaktoren auch im Stadium der Demenz noch vorteilhaft, so etwa die Behandlung von Hypertonus und Hypercholesterinämie oder die Gabe von Perindopril und Indapamid nach transitorischen ischämischen Attacken und Hirninfarkten. Allerdings weist eine ausgeprägte Mikroangiopathie auf ein gesteigertes Blutungsrisiko bei oraler Antikoagulation hin. Aufgrund der aktuellen Cochrane-Analyse wird die generelle Gabe von ASS bei vaskulärer Demenz ohne erkennbare Risikofaktoren nicht empfohlen.

Zusammenfassend erfordern die vielfältigen zerebralen und somatischen Krankheitsursachen einen engagierten und integrativ denkenden Arzt, der geschickt zwischen der Erfüllung sämtlicher Leitlinien und therapeutischer Abstinenz manövriert und den richtigen Mittelweg für einen behandlungsbedürftigen Patienten mit hoher Vulnerabilität findet.

9 Sekundäre und seltene Demenzen

Wenn sekundäre Demenzen nur am Rande der Demenzliteratur auftauchen und wenn seltene demenzielle Erkrankungen selten sind, so kann dies auch den Erfolg der Medizin belegen. Die **Phenylketonurie** wird gleich nach der Geburt erkannt, behandelt und somit wird die Entwicklung einer Demenz verhindert. Gesundheitsgefährdendes Essen, Trinken und Rauchen haben in unserer Gesellschaft abgenommen und damit kann in vielen Fällen einer vorzeitigen körperlichen und geistigen Invalidisierung durch vaskuläre Hirnveränderungen vorgebeugt werden. Moderne Diagnoseverfahren helfen, potenziell gefährliche und zur Demenz führende Erkrankungen rechtzeitig zu diagnostizieren und – etwa durch die Operation eines Meningeoms – erfolgreich zu behandeln.

Diese Gruppe dieser Demenzen und die Chance, spezifische Krankheitsprozesse zu erkennen, das Fortschreiten einer Demenz zu verhindern und möglicherweise manifeste kognitive Defizite wieder zur Rückbildung zu bringen, rechtfertigen, bei einem geringen Anfangsverdacht über die gewöhnlichen Routineuntersuchungen hinauszugehen. Da im Prinzip jede Erkrankung, die zu einer schwerwiegenden zerebralen Hypoxie, Mangelversorgung oder Intoxikation führt, eine Demenz verursachen kann, wäre diese Liste leicht um die Inhaltverzeichnisse von Lehrbüchern der Inneren Medizin, Neurologie und einiger anderer Fächer zu verlängern.

Die wichtigsten Formen der sekundären Demenzen sind durch Anamnese, klinische Befunde und verhältnismäßig wenige Laboruntersuchungen zu klären. Die Wahrscheinlichkeit, mit der eine dieser Erkrankungen zu diagnostizieren ist, hängt natürlich auch von deren Häufigkeit in der Untersuchungsstichprobe, im Patientenklientel beziehungsweise im jeweiligen ärztlichen Betätigungsfeld ab (Tab. 9.1). Manchen dieser sekundären Demenzformen kann man in der Hausarztpraxis mehrfach im Jahr begegnen, andere sieht der Spezialist einmal im Lauf seines Berufslebens.

Tab. 9.1: Mitunter helfen auch bei den sekundären und seltenen Demenzen Überlegungen zur Häufigkeit der Erkrankungen. Die Patientenzusammensetzung und damit die Wahrscheinlichkeit einer dieser Erkrankungen zu begegnen, hängen natürlich vom Arbeitsbereich ab. Die Volksausgabe der Bayes-Theorie („häufige Krankheiten sind häufig") muss bei überzeugenden anamnestischen Hinweisen und klinischen Befunden zugunsten einer differenzierten Betrachtung erweitert werden.

	Häufig	Selten	Sehr selten
Toxisch	Alkoholmissbrauch	Vitamin B1-, B12-Mangel	Hypoxie, CO, Metalle
Traumatisch	SDH	Post-SDH	Dementia pugilistica (Boxer-Demenz)
Neoplastisch	Filiae	Primärtumor	paraneoplastisch
Infektiös		HIV, Neurosyphilis	postenzephalitisch
Prionosen		Creutzfeldt-Jakob	Gerstmann-Sträussler-Scheinker, fatale familiäre Insomnie

Die möglichen Ursachen sekundärer Demenzen lassen sich in drei Gruppen einteilen (Abb. 9.1): somatisch, zerebral und psychisch. Wir sind uns darüber im Klaren, dass wir hier wieder Störungen aufführen, die wir eigentlich schon in Kapitel 1 bei der Differenzialdiagnose der Syndrome ausschließen wollten. Aber es schadet nie, nochmals nachzudenken, und außerdem können manche Erkrankungen eine „primäre“ Demenz eben täuschend nachahmen („Pseudodemenz“).

In Tabelle 9.2 sind einige Stichworte zu jenen sekundären Demenzformen aufgeführt, bei denen durch ein rasches Erkennen und Behandeln zumindest teilweise Reversibilität erreicht oder ein weiteres Fortschreiten verhindert werden kann. Bereits bei der Diagnostik kann die Zusammenarbeit mit Spezialeinrichtungen notwendig sein.

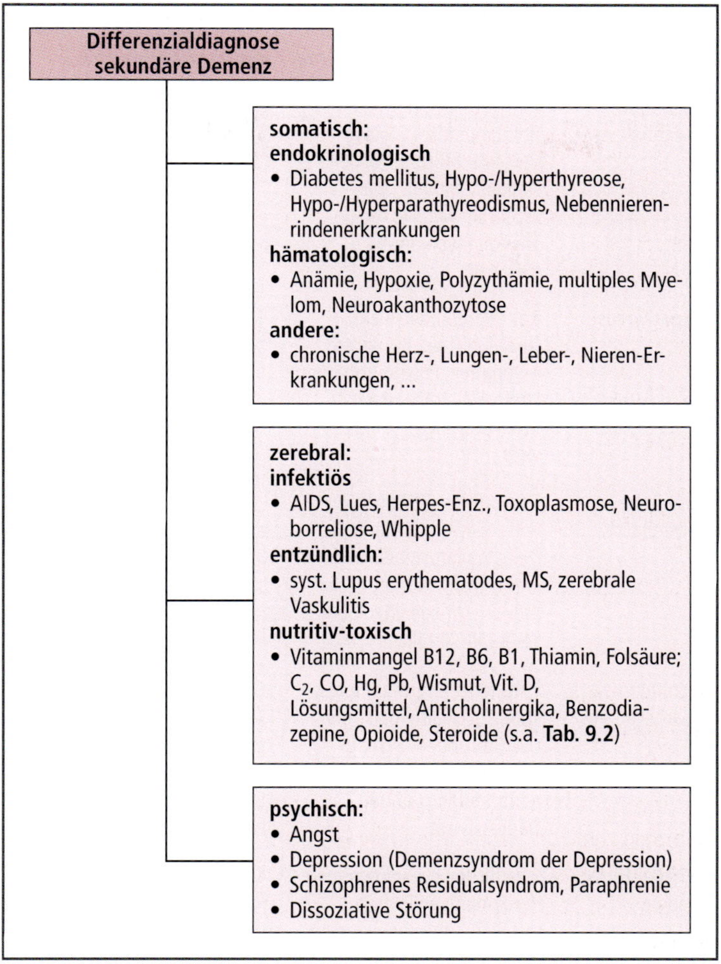

Abb. 9.1: Versuch, die unübersichtlichen Ursachen der Demenz in ein grobes Raster einzuteilen – somatisch, zerebral und psychisch. In jedes Kästchen könnten große Teile der Inhaltsverzeichnisse von Lehrbüchern der Inneren Medizin, Neurologie und Psychiatrie kopiert werden.

Tab. 9.2: Potenziell reversible Demenzformen.

	Anamnese und Symptome	Apparative Befunde
Hashimoto-Enzephalitis	? Thyreoiditis; rasche und fluktuierende kognitive Verschlechterung, visuelle Halluzinationen, Delir, zerebrale Anfälle, Ataxie, Tremor, Myoklonus (DD: CJD)	Schilddrüsen-Antikörper; EEG: Verlangsamung, steile Wellen
Hypothyreose	Kälte-Empfindlichkeit, trockene Haut, Myxödem, Myopathie, Polyneuropathie; Lethargie, Reizbarkeit, Schlafstörungen, Depressivität	↓T4, ↓ T3, ↑TSH
Limbische Enzephalitis	? Neoplasie; Störung von episodischem Gedächtnis, Delir, Vigilanzminderung, extrapyramidalmotorische Störung, Ataxie, Myoklonie, zerebrale Anfälle	↓Na; anti-Hu, anti-Ma2, anti CV2; CSF: ↑Proteine, IgG, Zellen; EEG: Verlangsamung; MRT: mediotemporale Veränderung der Signalintensität
Normaldruck-hydrozephalus	? früheres SHT, Meningitis; Trias: fluktuierende kognitive Störungen + Gangstörungen + Urin-Inkontinenz; Verlangsamung, Depressivität	CT/MRT: Erweiterung der Seiten- und dritten Ventrikel, Liquor-Transsudation, enge apikale Sulci; nach Lumbalpunktion (> 30ml) Funktionsverbesserung
Schädel-Hirn-Trauma	? zeitlicher Zusammenhang der kognitiven Defizite mit SHT; Kopfschmerzen, Erschöpfung, Schwindel, Angst, Depressivität, Schlaf- und Konzentrationsstörungen; fokale neurologische Symptome	CT/MRT: Fraktur; Hirnsubstanzläsion; Carotis-Dissektion?

10 Ausblick

Zur Zeit gibt es noch keine kausalen Therapien gegen die Mehrzahl der neurodegenerativen Hirnveränderungen. Die gegenwärtig verfügbaren antidementiven Strategien wirken symptomatisch und sind von moderater Effektivität, dennoch stellen sie einen wichtigen Schritt in die richtige Richtung in der Demenzbehandlung dar. Derzeit beforschte kausale Strategien zur Behandlung der AD zielen hauptsächlich auf die Synthese und Aggregation von Amyloid-Peptiden und die Hyperphosphorylierung des Transportproteins Tau. Da bei den neurodegenerativen Demenzen von einer präklinischen Vorlaufszeit der pathophysiologischen Ereignisse von Jahrzehnten ausgegangen werden muss, werden in Zukunft vor allem Interventionen zum Zeitpunkt der Erstmanifestation oder noch früher von Bedeutung sein. Voraussetzung hierfür sind Verbesserungen der diagnostischen Möglichkeiten. Aber auch die perfekte Frühdiagnostik allererster biologischer Krankheitszeichen wird möglicherweise nicht genügen, um hinreichend früh und zuverlässig jene Risikopersonen zu identifizieren, bei denen eine kausale Intervention mit optimalem Nutzen/Nebenwirkungsverhältnis begonnen werden kann. Vermutlich wird die Entwicklung von Risikomodellen, die im Laufe des Lebens angepasst werden, einen zusätzlichen prognostischen Nutzen bringen (Abb. 10.1).

Die derzeit verfügbaren Antidementiva führen zu einer symptomatischen Verbesserung von Kognition, Alltagsbewältigung und Gesamteindruck bei dementen Patienten. Eine Parallelverschiebung des natürlichen Krankheitsverlaufes um mehrere Monate ist erreichbar. Eine evidenzbasierte Behandlung ist zu empfehlen, der starre Blick auf die individuelle Wirksamkeit der Medikamente auf den Krankheitsverlauf des einzelnen Patienten erscheint dagegen wenig sinnvoll. Antidementiva sind ein Baustein in einem vielschichtigen Behandlungsplan für demente Patienten. Und für die

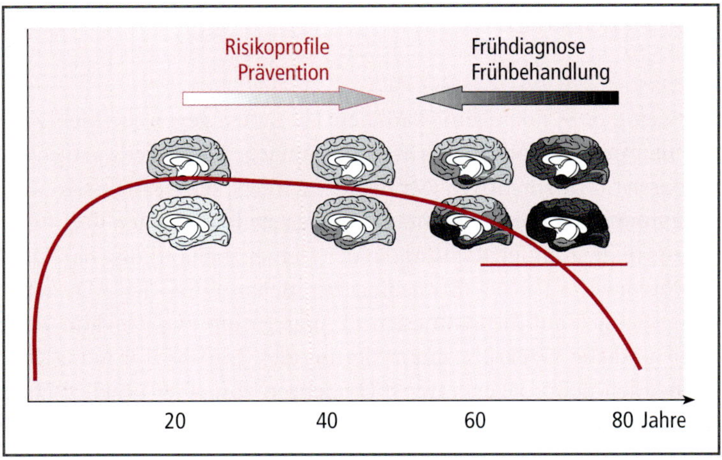

Abb. 10.1: Um künftige kausale Interventionen rechtzeitig und mit dem bestmöglichen Nutzen-Risiko-Verhältnis einzusetzen, wird es voraussichtlich nicht genügen, die „frühen Epiphänomene" neurodegenerativer und vaskulärer Hirnveränderungen zu messen. Zuverlässige Prognosemodelle werden voraussichtlich um Risiko- und Protektionsfaktoren erweitert werden, die nicht als abhängige, sondern unabhängige Variablen in Zusammenhang mit dem biologischen Krankheitsprozess stehen.

nächsten Jahre wird ihre Bedeutung bei der praktikablen und effektiven Behandlung von Patienten mit manifester Demenz behalten und – vor allem nach Preissenkung – weiter zunehmen.

Einige für andere Indikationsbereiche zugelassene Substanzen werden derzeit für weitere Indikationen im Bereich der Demenzen geprüft. Außerdem befassen sich derzeit zahlreiche Studien mit innovativen, auf die Pathophysiologie neurodegenerativer Prozesse zielenden Strategien. Abgebrochen wurden kürzlich die Untersuchung von Acetyl-L-Carnitin, AN-1792, Besipridin, Cevimeline, Clioquinol, Eptastigmin, Idebenon, Linopirdin, Lu-25–109, Sabeluzol, Suritozol und anderen. Dies illustriert nur ein paar der Schwierigkeiten beim Transfer zum Teil bahnbrechender, molekularbiologisch fundierter Erkenntnisse in die praktische Behandlung, wobei der schwierigste Schritt erst dann vollzogen werden muss, wenn derartige Interventionen ihre neurobiologische Wirksamkeit bei dementen Patienten bewiesen haben. Danach folgt nämlich erst die weit komplexere Abwägung von potenziellem Nutzen und Nachteilen an noch nicht dementen Risikopersonen zur Verzögerung einer etwaigen Demenzentwicklung.

Die Praxis der nächsten zehn Jahre wird von kleinen, aber in ihrer Summe wichtigen Fortschritten in der Symptombehandlung bestimmt sein, ergänzt durch eine konsequentere Therapie der zerebralen und somatischen Komorbidität. Die Einsicht in die Bedeutung eines frühen Selbstschutzes durch den Aufbau kognitiver Reserven und die Frühbehandlung von Risikoerkrankungen wird langsam anwachsen.

Der herausragende Stellenwert psychosozialer Unterstützung ist unbestreitbar. Aus methodischen Gründen ist die wissenschaftliche Bearbeitung dieses Gebietes weit aufwendiger als die Untersuchung pharmakotherapeutischer Interventionen. Die Verfügbarkeit der teuren Ressource Zeit wird in weit größerem Umfang von wirtschaftlichen und gesellschaftlichen Entwicklungen abhängen als die Bereitstellung von Medikamenten. Bisher weitgehend ungenutzt sind die bereits verfügbaren medizintechnischen Möglichkeiten zur Unterstützung dementer Patienten und ihrer Angehörigen. Hier wäre ein rascher Ausbau denkbar, aber es fehlt bisher das nachhaltige Interesse eines ganzen Industriezweigs, der sich bevorzugt mit Unterhaltungselektronik, Autos und Rüstung beschäftigt. Auch hier wird zwangsläufig ein langsames Umdenken erfolgen müssen.

Dann kann es natürlich in absehbarer Zeit auch noch passieren, dass das gegenwärtig überblähte Demenzkonzept in zahlreiche diagnostisch fassbare und therapeutisch angreifbare Teilchen zerfällt (Abb. 10.2).

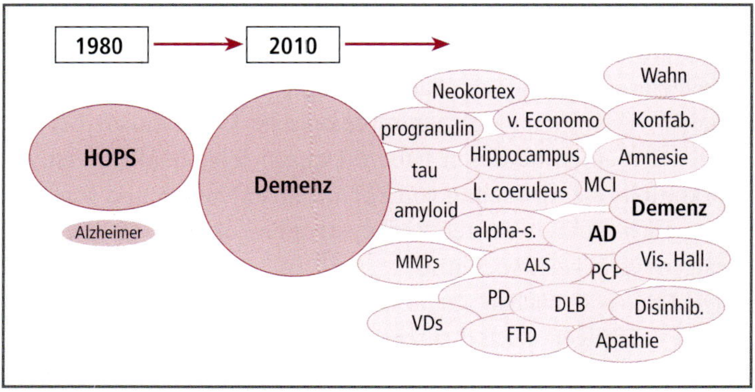

Abb. 10.2: Das diffuse Konzept eines „hirnorganischen Psychosyndroms" („= HOPS"; man lasse sich diesen dämlichen Begriff auf der Zunge zergehen) wurde in den letzten Jahrzehnten in ein aufgeblasenes Demenzkonzept verwandelt, das sich voraussichtlich in jene Teile auflösen wird, die sich für die Diagnose und Therapie als brauchbar erweisen. Ähnliches ist vor Jahren dem „Parkinson-Plus-Konzept" widerfahren, allerdings lässt der bisher unbefriedigende Verlauf dieses Prozesses keine große Hoffnung aufkommen, dass derartige nosologische Neusortierungen unter dem Einfluss von Molekularbiologie und klinischem Pragmatismus alsbald zu einem logisch befriedigenden Ergebnis führen werden.

11 Exkurs

Erfahrungen und Ratschläge einer indirekt Betroffenen – von Barbara Pointon

Ich habe meinen Mann Malcolm 16 Jahre lang gepflegt, abgesehen von zwei Jahren (in der Mitte), die er in einem Pflegeheim verbrachte. In diesen 16 Jahren war der Weg des Patienten und der Pflegenden meist eher schwierig als leicht. Ich habe die wichtigsten Stationen dieser Reise für Sie aufgeschrieben – und Vorschläge zur Verbesserung dieses Reisewegs entworfen, die auch unsere Reise vereinfacht hätten und die meiner Meinung nach für die Zukunft festgehalten und mit einbezogen werden sollten.

Eine frühe Diagnose

Mein Mann war Ende 40, als die Schwierigkeiten anfingen. Es brauchte jedoch zwei Jahre, bis man Malcolms Krankheit korrekt diagnostizierte. Eine frühe Diagnose ist lebenswichtig. Anderenfalls kann es sein, dass Patienten fälschlicherweise ihre Jobs verlieren, sich im Straßenverkehr in Gefahr bringen und so weiter. Malcolm beispielsweise fuhr einmal in falscher Richtung auf der Autobahn. Ich konnte nicht verstehen, warum er plötzlich Fehler machte, wo ihm vorher nie etwas in der Art passiert war. Bei seinem sonst so perfekten Klavierspiel etwa, oder wenn er am Telefon eine Nachricht entgegennehmen sollte. Und ich wurde sehr ungeduldig mit ihm. Wenn wir eine Diagnose kennen, können wir Zugeständnisse machen und eine Beziehung schützen. Hätten die Ärzte genauer hinter die Gründe seiner Depression geschaut, hätten sie erste Zeichen von Alzheimer erkannt. Bei einer früheren Diagnose hätten wir planen können, hätten in den zwei Jahren all die Dinge tun können, die wir noch tun wollten:

reisen, ein Kindermusical schreiben – wir hätten eine sehr schöne Zeit gehabt und ich bereue sehr, diese Möglichkeit verpasst zu haben.

Was also ist das Haupthindernis, um eine frühe Diagnose zu bekommen? In erster Linie die mangelnde Fachkenntnis der Hausärzte, was die versteckten Zeichen einer Demenz angeht (54% der Hausärzte in Großbritannien sagen, sie fühlten sich nicht in der Lage, Demenz zu diagnostizieren oder zu behandeln). Hausärzte überweisen Patienten in solchen Fällen nur selten an Fachleute, da sie glauben, es könne „ohnehin nichts getan" werden. Und ich als Laie wusste nicht, das Alzheimer auch bei jüngeren Menschen auftreten kann oder dass die Krankheit auch die Beweglichkeit, die Sprache und die allgemeinen physischen Funktionen, wie zum Beispiel das Schlucken, bei einem Patienten beeinträchtigen kann. Wir in Europa benötigen eine von der Regierung initiierte Kampagne zur Aufklärung über Demenz.

Hilfe von Anfang an

Nachdem wir die Diagnose bekommen hatten, wurden wir praktisch damit allein gelassen. Man hat es mir selbst überlassen, Details über die Krankheit herauszufinden, mich über rechtliche und Rentenfragen zu informieren und Malcolm zu helfen. Pflege beginnt mit der Diagnose. Besonders wichtig für jemanden, der plötzlich verletzlich ist, Fehler macht und an sich selbst zu verzweifeln droht, ist die psychosoziale Unterstützung. Hilfe kommt erst viel später, meist, wenn man einen häuslichen Pflegedienst in Anspruch nimmt. Für uns war das drei Jahre nach der Diagnose der Fall. Vergleichen Sie das einmal mit dem Fall eines Krebspatienten. Unmittelbar nach der Diagnose bekommt man Hilfe und Therapieangebote an die Seite gestellt. Ich wünschte, wir hätten von Anfang an eine einzige Person gehabt, die uns kontinuierlich zur Seite gestanden hätte, einen Fachmann oder später eine auf die Bedürfnisse von Alzheimerpatienten spezialisierte Schwester; eine Person, die unser einziger, kompetenter Ansprechpartner in allen Fragen und Nöten gewesen wäre, und die im Falle eines Falles fähig gewesen wäre, anderweitige Hilfe, Hilfsmittel oder weitere Behandlungen zu organisieren und zu koordinieren.

Ein wichtiger Punkt wäre meines Erachtens die frühzeitige Verabreichung von Demenzmedikamenten, um dem Patienten zu ermöglichen, länger leistungsfähig zu sein und weniger schnell auf Hilfe von außen angewiesen zu sein. Malcolm gehörte zu einer frühen Testgruppe für das Präparat Exelon. Zunächst vertrug er das Medikament sehr gut, bis der Testlauf vorsah, eine höhere Dosis zu verabreichen. Dies vertrug Malcolm nicht und wurde aus der Testgruppe entfernt. Innerhalb weniger Wochen konnte er sich nicht mehr selbst waschen, begann, sein Spiegelbild zu rasieren und wurde wütend, wenn ich versuchte, ihm zu helfen. Ich musste einen Pfleger einstellen, der mir half. Menschen wie ich versuchen deshalb NICE (National Institute for Health and Clinical Excellence) zu überzeugen, ihre Richtlinien zu ändern; Medikamente nützen nicht nur einem Menschen, sondern zweien.

Über die Art der Betreuung für Demenzkranke

Sich um jemanden mit Demenz zu kümmern, unterscheidet sich fundamental von der Betreuung eines Menschen, der einfach nur älter und gebrechlicher wird, aber geistig noch völlig fit ist. Die Betreuer von Demenzkranken benötigen besondere Fähigkeiten. Zu viele der Menschen, die uns geholfen haben – egal ob Mitarbeiter der Alzheimer Society oder selbst das Pflegepersonal spezialisierter Kurkliniken – verfügten nicht über diese Fähigkeiten. Und auch ich musste lernen, was ich zu tun hatte. Es gibt Krankenschwestern, die speziell für psychische Krankheiten ausgebildet sind (und die für die Betreuung gewisser physischer Beeinträchtigungen nicht geeignet sind) und Stationsschwestern (die nicht wissen, wie eine Demenzerkrankung die normale Pflege beeinträchtigt). Wir benötigen speziell ausgebildete Demenzschwestern, vor allem in den letzten Stadien der Krankheit. Was unser Gesundheitssystem für Demenzpatienten bereit hält, ist eine bunte Mischung verschiedenster medizinischer Bereiche, die nur lose miteinander in Verbindung stehen – Hausarzt, Physiotherapie, Neurologie, Psychiatrie, erste Pflegestufe, zweite Pflegestufe, Kur, Tagesbetreuung, häusliche Pflege, Pflegeheim, Pflege rund um die Uhr. Oftmals sind wir durch das Raster zweier dieser Punkte gefallen, oder aber haben eine Dopplung der Pflegestufe erlebt. Der Weg war ein sehr verworrener und komplexer. Über die ganze Zeit waren sechsundzwanzig Ärzte und Experten an Malcolms Behandlung beteiligt – und dabei sind diejenigen, die an der eigentlichen Betreuung beteiligt waren, nicht mitgezählt. Malcolm hat unzählige Untersuchungen mitgemacht, und jedes Mal erzählte ich dem entsprechenden Arzt oder Experten dieselben Geschichten. Hätte man einen einzigen Ansprechpartner, würde dieser alle Untersuchungen bei den verschiedenen Stadien der Krankheit machen.

Unser Gesundheitssystem hat mich tief verstört und ich habe viel zu viel Zeit und Energie darauf verwandt, mit der Bürokratie zu kämpfen. Für pflegende Angehörige sind diese Kämpfe so willkommen wie ein Loch im Kopf. Sie brauchen und wollen all ihre Zeit und Energie für ihren geliebten Menschen.

Andere Störfaktoren auf unserer Reise

Nun möchte ich über fünf Bereiche sprechen, in denen ich auf die harte Tour gelernt habe, was zu tun ist, und mich anders verhalten hätte, wenn ich besser Bescheid gewusst hätte.

Der Umgang mit verwirrendem oder aggressivem Verhalten
Dieser Punkt gehört zu den härtesten Lektionen. Es ist ein schmaler Grad zwischen Betreuung und Kontrolle, und ich habe den Fehler begangen, herrisch zu werden. Niemand mag es, wenn plötzlich ein anderer die Kontrolle über das eigene Leben übernimmt, und dort, wo Worte nicht mehr helfen, vielleicht sogar zornig wird. Versuchen

Sie, sich zu entspannen. Versuchen Sie nicht, alles „normal“ zu halten. Streiten oder zweifeln Sie nicht. Malcolm hat immer behauptet, in unserem Garten lebten Männer mit langen grünen Nasen, die ihm sagten, was er tun solle. Wenn ein Patient nicht mehr an unserer Welt teilnehmen kann, müssen wir versuchen, in seine Welt einzutreten, und dort mit ihnen Abenteuer zu erleben.

Auch das „Reisen“ in eine andere, frühere Zeit ist typisch. Versuchen Sie, sich darauf einzulassen, diese früheren Orte mit ihnen im Geiste zu besuchen. Es lindert Ihren Schmerz, nicht mehr als Ehefrau oder Ehemann, sondern als ältere Generation wahrgenommen zu werden. Ihr Angehöriger ist wieder 21 und sucht nach einer hübschen Blondine, und nicht nach einer grauhaarigen alten Frau.
Erst vor Kurzem habe ich erfahren, dass 84% der Alzheimerpatienten bereits von Beginn an Störungen des visuell-räumlichen Teils des Gehirns leiden, weshalb sie ihre Außenwelt anders wahrnehmen. Wenn wir so etwas wissen, können wir das Verhalten der Patienten besser verstehen und mit den Problemen besser umgehen. Wir brauchen mehr Aufklärung (Ich empfehle Graham Stokes' Buch „And still, the music plays“).

Medikation

Eine neuere Empfehlung unseres Gesundheitsministeriums sieht vor, dass Neuroleptika nur in Extremsituationen verabreicht werden sollen und nicht als Allheilmittel, wie es vor allem in Pflegeheimen oft passiert. Was ich ebenfalls gelernt habe, ist, dass sich die Dosis einer Medikation im Verlaufe der Demenz verringern sollte. Malcolm hat die letzten sieben Jahre seines Lebens nur kleinste Dosen erhalten. Normale Dosen waren schlicht zu viel und brachten jede Menge unschöner Nebenwirkungen mit sich.

Essen und Trinken

Malcolms Probleme mit dem Schlucken begannen etwa drei Jahre, bevor er starb. Ich lehnte die Vorschläge von Ärzten und Schwestern ab, Malcolm über einen Tropf zu ernähren – künstliche Ernährung wird bei Demenz nicht empfohlen, da das Risiko, an Erbrochenem zu ersticken oder aber an Infektionen durch gezogene Schläuche zu erkranken, gleichermaßen hoch ist. Man benötigt Zeit und Geduld, den Patienten zu füttern, ebenso wie eine Kontinuität des Pflegepersonals. Malcolm hat es abgelehnt, sich von neuen Pflegern füttern zu lassen – es erfordert unendlich viel Vertrauen, seinen Mund zu öffnen und sich füttern zu lassen. Zum Zähneputzen musste ich eine Zahnpasta finden, die man schlucken konnte, da Malcolm nicht mehr wusste, dass man nach dem Putzen den Mund ausspült und einfach alles schluckte. Ich musste sehr aufmerksam die Packungsbeilage lesen, denn bei einigen Produkten kann es zu Magenproblemen kommen, wenn man sie schluckt. Es war einfacher, Malcolm kalte Getränke zu geben, als warme, da sie leichter im Mund zu halten und zu schlucken sind. Also haben wir Malcolm gekühlte Fruchtsäfte gegeben, die wir im Verlaufe der Krankheit auch andickten.

Darmtätigkeit

Wenn die Verbindung zwischen Gehirn und Darm sich trübt, muss das Pflegepersonal berücksichtigen, dass es sich nicht um normale Verstopfungen handelt und sollte keine Abführmittel verabreichen. Das Hirn kann die Signale des Darms nicht mehr richtig deuten und die entsprechenden Muskelbewegungen einleiten. Dementsprechend werden auch Abführmittel nicht wirken, sondern eher zu Schäden am Darm führen. Anstatt Abführmittel haben wir viel frisches Obst gegeben, Leinsamen mit Haferbrei oder Pflaumensaft und jede Menge Flüssigkeit – Dehydrierung ist ein verbreitetes Problem, vor allem in Pflegeheimen, und kann ebenfalls Verstopfung verursachen. Während der letzten Stadien der Krankheit wurden uns ähnliche Darmkuren angeraten wie die für Querschnittsgelähmte, da der Schaden der Gehirnregionen ähnlich ist wie bei Alzheimerpatienten.

Malcolm nahm lange dieselbe Menge Nahrung zu sich, verlor aber dennoch dramatisch an Gewicht, da das Gehirn im letzten Jahr der Krankheit seine Funktion, Nährstoffe aus der Nahrung zu ziehen, verloren hatte. Angehörige müssen darüber Bescheid wissen, dass Gewichtsverlust mit Demenz einhergeht, da sie sonst womöglich Pflegepersonal beschuldigen, die Ernährung der Patienten zu vernachlässigen.

Hautpflege und Entlastung
Wenn die Mobilität nachlässt, sollte für eine entsprechend sanfte Matratze und Kissen gesorgt werden, ehe die Verträglichkeit von Stoffen abnimmt. Malcolm war neun Jahre lang inkontinent und sieben davon unbeweglich, hat jedoch nie an Druckgeschwüren gelitten. Die entsprechenden Hilfsmittel: häufige Positionswechsel, ein elektronisches Pflegebett, ein Lehnstuhl, ein Rollstuhl, saugstarke Inkontinenzeinlagen. Katheter sollte man vermeiden, da diese Infektionen verursachen können. Zwar sind Katheter billiger als Einlagen, doch sie sollten nur aus akuten medizinischen Gründen benutzt werden. Außerdem natürlich unbedingte Sauberkeit, und unser Wundermittel – Aloe Vera Gel.

Pflegequalität = Lebensqualität

Wenn Malcolm gut versorgt war, ging es auch mir gut, denn Malcolms und mein Wohlergehen waren untrennbar miteinander verwoben. Aber in acht Monaten hatten wir vierzehn verschiedene Pfleger. Würde irgendjemand von uns sich gern jede Woche von einer anderen Person die Hose ausziehen lassen? Malcolm wurde noch verwirrter und sogar zornig, ich auf der anderen Seite wurde immer erschöpfter. Also schickte ich ihn in ein Pflegeheim. Ich tat das für mein Wohl, und nicht seines, weshalb ich mich bis heute schuldig fühle.

Hätte Malcolm damals Ebixa bekommen (das Medikament war damals noch nicht legal), wäre sein Verhalten einfacher zu kontrollieren gewesen und ich hätte ihn weiter zu Hause pflegen können.

Das Pflegeheim

Die Pflege war angenehm und gut, aber nicht auf Demenz spezialisiert, und es gab nicht genügend auf Demenzpatienten abgestimmte Aktivitäten.

Außerdem wurde die Empfehlung, Natriumvalproat (gegen Steifheit) zu reduzieren, vom Pflegepersonal ignoriert, und als ich um ein Gespräch darüber bat, sagte man mir, man könne mit Malcolm leichter umgehen, wenn er nicht umher laufe. Und dass ich die Pflege in die Hände des Heims gegeben hätte. Doch ich bestand darauf, dass das Medikament reduziert wurde, und so begann Malcolm wieder, herum zu laufen, zwar nur zaghaft, doch mit einem Lächeln auf den Lippen. Ich wusste sehr wohl, dass ich als „störende Verwandte" galt, wo doch von den Angehörigen lediglich erwartet wurde, „Partner in der Pflege" zu sein. Nach zwei Jahren war Malcolm erschöpft und ich entschied mich, ihn zurück nach Hause zu bringen. Innerhalb weniger Monate war eine Veränderung sichtbar.

Was hat zu der Veränderung geführt?

- eine vertraute, ruhige Umgebung
- Kontinuität und Vertrautheit der Mitmenschen und Betreuer. Wir stellten selbst Pfleger ein, anstatt auf eine Agentur zurückzugreifen, und diese Pfleger blieben manchmal über Jahre bei uns, lebten bei uns und gemeinsam lernten wir, was eine gute Pflege für Demenzpatienten ausmacht.

Alle sechs Wochen wurde Malcolm für eine Woche in Kur geschickt, kam jedoch oftmals in schlechterem psychischen Zustand zurück als zuvor. Ganz offensichtlich fiel es ihm immer schwerer, irgendwo außerhalb seines eigenen Hauses zu sein. Doch ich brauchte die Pause, also holte ich einen Pfleger ins Haus. Es funktionierte hervorragend, und wir bekamen jedes Mal denselben Pfleger.

Ganzheitliche Pflege

Ganzheitliche Pflege bedeutet für mich, nicht nur körperliche, sondern auch mentale, soziale, psychologische, spirituelle und sinnliche Betreuung. Wenn Patienten die späteren Stadien der Demenz erreichen, also unbeweglicher werden, weniger sprechen können, viel schlafen, hört man oft „Nun ist die Demenz kein Problem mehr". Doch die Patienten haben immer noch diese tiefen, menschlichen Bedürfnisse. Zeit ist das größte Geschenk, das man Patienten mit Demenz machen kann. Wir müssen uns mehr Zeit nehmen, um mit den Menschen zusammen zu sein, und uns nicht nur um körperliche Beschwerden kümmern.

Die fünf Sinne sind wichtig und müssen stimuliert werden.

- Gesichtssinn: Lächeln Sie den Patienten an, zeigen Sie ihm bunte Farben, verändern Sie den Blickwinkel – niemand starrt gern immer dasselbe Stück Wand an.
- Geschmackssinn: starke Geschmäcke und orale Nahrungszufuhr.
- Geruchssinn: Kochgerüche, Aromatherapie.
- Gehör: Musik, menschliche Stimmen, Lachen, Gespräche.
- Tastsinn: Streicheln, Umarmen.

Ein grundlegendes psychisches Bedürfnis ist es, sich sicher zu fühlen. Malcolms Arzt sagte, mein Mann würde die erwartete Lebenszeit eines Demenzkranken weit überschreiten, weil wir eine so ruhige, stabile Umgebung für ihn geschaffen hatten, in der ihn nichts beunruhigte. Die vertraute Umgebung, vertraute Betreuer und liebevolle Pflege nahmen jeglichen Druck von ihm, sodass er all seine Energie darauf verwenden konnte, einfach zu leben. Was spirituelle Bedürfnisse angeht, so handelt es sich nicht nur um Religion oder Glauben. Der Grundstein jeder Religion ist Liebe, und wir alle müssen uns geliebt und wertgeschätzt fühlen.

Als Malcolms Leben sich dem Ende neigte, bat ich um Beratung durch Palliativmediziner. Sorry, nur für Krebspatienten. Unzählige

Menschen werden zum Sterben in die laute, unpersönliche, kalte Umgebung eines Krankenhauses gebracht. Wir brauchen Hospizplätze für Demenzkranke.

Die Trauer

Als Malcolm schließlich mit 66 Jahren starb, war es nur ein letzter Verlust nach zahllosen Verlusten, die ich über die sechzehn Jahre erlitten habe. Ich hatte einen Großteil meiner Trauer schon hinter mir, weshalb ich hauptsächlich Erleichterung und Entlastung spürte – sowohl für ihn, wie auch für mich. Doch somit konnte ich nicht richtig trauern. Erst drei Monate später, bei einem Gedenkkonzert, wo seine Freunde seine Lieblingsmusik spielten und Geschichten über ihn erzählten, erwachte der alte Malcolm in meinem Geiste wieder zum Leben. Unterstützung für verspätete Trauer bei Angehörigen Demenzkranker muss berücksichtigt werden.

Die Alzheimer-Gesellschaft war und ist meine größte Unterstützung – für praktische Hilfe, für moralische Unterstützung und für eine Schulter zum Ausweinen, wenn mal wieder alles zu viel wurde. Es gibt auch so genannte „Admiral Nurses“ – gemeindegebundene, durch Spenden finanzierte und speziell für Alzheimerpatienten ausgebildete Krankenschwestern, doch bislang gibt es nur 60 und wir brauchen landesweit hunderte solcher Kräfte. Der Bedarf an Aufklärung und Unterstützung ist riesig, und diese Menschen wissen, was zu tun ist. Wir befinden uns mit Demenz etwa dort, wo sich Krebserkrankungen noch vor 50 Jahren befunden haben – ignoriert und stigmatisiert. Wir müssen die Demenzerkrankung aus diesem Schattendasein herausholen und mehr öffentliche Aufmerksamkeit fordern und Demenz verstehen lernen. Das Ergebnis ist eine bessere Lebensqualität für den Patienten und seine Angehörigen.

Anhang

„NINCDS-/ADRDA-Kriterien" für die Diagnose der AD

Klinisch mögliche AD („possible AD")

- demenzielles Syndrom mit atypischer Symptomatik oder atypischem Verlauf ohne erkennbare andere neurologische oder internistische Demenzursache
- demenzielles Syndrom mit gleichzeitig vorliegender anderer Erkrankung, die auch eine Demenz erzeugen kann, in diesem Fall aber nicht als entscheidende Ursache angesehen wird
- progredientes Defizit in nur einem kognitiven Bereich

Klinisch wahrscheinliche AD („probable AD")

I. Notwendige Voraussetzungen

- Zeichen einer Demenz in der klinischen Untersuchung und bei neuropsychologischen Tests (z.B. MMST)
- Defizite in 2 oder mehr kognitiven Bereichen
- fortschreitende Verschlechterung des Gedächtnisses und anderer kognitiver Funktionen
- keine Bewusstseinstrübung
- Beginn zwischen dem 40. und 90. Lebensjahr
- Ausschluss einer anderen körperlichen oder neurologischen Krankheit, die für die Symptomatik verantwortlich gemacht werden kann

II. Unterstützende Befunde

- fortschreitende Verschlechterung der Sprache (Aphasie), Motorik (Apraxie) und Wahrnehmung (Agnosie)
- Beeinträchtigungen des Alltagslebens, Verhaltensänderungen
- positive Familienanamnese für AD, besonders falls neuropathologisch gesichert
- Normalbefund einer Liquoranalyse, unspezifische EEG-Veränderungen, CT-gesicherte Progression einer zerebralen Atrophie

III. Mit der Diagnose einer wahrscheinlichen AD vereinbar

- Plateaus im Krankheitsverlauf
- Begleitsymptome wie Depression, Schlaflosigkeit, Inkontinenz, Wahn, Verkennungen, Halluzinationen, „katastrophisierende Reaktionen", Störungen des Sexualverhaltens, Gewichtsverlust
- Besonders bei fortgeschrittener Erkrankung: erhöhter Muskeltonus, Myoklonien, Gangstörungen, Krampfanfälle
- normales CT

IV. Befunde und anamnestische Angaben, welche die Diagnose einer AD unwahrscheinlich erscheinen lassen:

- plötzlicher Beginn (Apoplex-artig)
- früh auftretende fokal-neurologische Symptome: Hemiparesen, Gesichtsfeldausfälle, Ataxien
- früh auftretende Krampfanfälle und Gangstörungen

Weiterführende Literatur

Aminoff BZ et al. (2004). Measuring the suffering of end-stage dementia: reliability and validity of the Mini-Suffering-State-Examination. Arch Gerontol Geriatr 38: 123–130.

Ballard C et al. (2009). The dementia antipsychotic withdrawal trial (DART-AD): long-term follow-up of a randomised placebo-controlled trial. Lancet Neurology 8: 151–7.

Basler HD et al. (2006). Beurteilung von Schmerz bei Demenz (BESD). Der Schmerz 20: 519–26.

Bickel H et al. (2006). Prevalence and persistence of mild cognitive impairment among elderly patients in general hospitals. Dement Geriatr Cogn Disord 21: 242–50.

Bickel H et al. (2008). High risk of cognitive and functional decline after postoperative delirium. A three-year prospective study. Dement Geriatr Cogn Disord 26: 26–31.

Boecker H et al. (2007). Metabolic alterations in patients with Parkinson disease and visual hallucinations. Arch Neurol 64: 984–8.

Braak H et al. (1991). Neuropathological stageing of Alzheimer-related changes. Acta Neuropathol 82: 239–59.

Braak H et al. (2002). Staging of brain pathology related to sporadic Parkinson's disease. Neurobiol Aging 24: 197–203.

Brayne C et al. (2006). Dementia before death in ageing societies – the promise of prevention and the reality. PLoS Medicine 3: 1922–30.

Busche MA et al. (2008). Clusters of hyperactive neurons near amyloid plaques in a mouse model of Alzheimer's disease. Science 321: 1686–9.

Danek A et al. (2009). Frontotemporale Lobärdegenerationen. 1: Diagnose und Therapie. Fortschr Neurol Psychiat 77: 169–76.

DGN, DGPPN (2009). S3-Leitlinie Demenzen.

Diehl J et al (2006). Frontotemporale Demenz und delinquentes Verhalten. Fortschr Neurol Psychiatr. 74: 203–10.

Diehl-Schmid J et al. (2006). Frühsymptome, Überlebenszeit und Todesursachen – Beobachten an 115 Patienten mit Demenz auf der Grundlage frontotemporaler lobärer Degenerationen. Fortschr Neurol Psychiatr 75: 708–13.

Doody RS et al. (2008). Effect of dimebon on cognition, activities of daily living, behaviour, and global function in patients with mild-to-moderate Alzheimer's disease. Neurology 372: 207–15.

Dubois B et al. (2002). „Les 5 mots", epreuve simple et sensible pour le diagnostic de la maladie d'Alzheimer. Presse Med 31: 1696–9.

Dubois B et al. (2007). Research criteria for the diagnosis of Alzheimer's disease: revising the NINCDS-ADRDA criteria. Lancet Neurology 6: 734–46.

Egert S et al. (2007). Cholinesterase-Inhibitoren und Alzheimer Demenz: Metaanalyse zu Wirksamkeitsnachweis, Ursprung und Ergebnisverzerrung in publizierten Studien. DMW 132: 1207–13.

Ernst J et al. (2010). Fahrtauglichkeit bei Patienten mit frontotemporaler und Alzheimer Demenz. Nervenarzt 81: 79–85.

Etgen T et al. (2009). Somatische Faktoren bei leichten kognitiven Störungen. Fort Neurol Psychiatr. 77: 72–82.

Ferri CP et al. (2005). Global prevalence of dementia: a Delphi consensus study. Lancet 366: 2112–17.

Förstl H (2008). Antidementiva – wem nützen sie wirklich? Internist 49: 353–9.

Förstl H (2008). Behandlungs- und Versorgungsstrategien bei Alzheimer und verwandten Demenzen. Nervenarzt 79: 617–28.

Förstl H et al. (2009), MCI-plus: leichte kognitive Beeinträchtigung mit rascher Progredienz. Teil I: Prävention und Therapie. DMW 134: 39–44.

Förstl H et al. (2010), Sterben mit Demenz. Fortschr Neurol Psychiat. 78: 203–12.

Geschwind MD et al. (2008). Rapidly progressive dementia. Ann Neurol 64: 97–108.

Grimmer T et al. (2009). Clinical severity of Alzheimer's disease is associated with PIB uptake in PET. Neurobiol Aging 30: 1902–9.

Holmes C et al (2008). Long-term effects of Aß42 immunisation in Alzheimer's disease: follow-up of a randomised, placebo-controlled phase I trial. Lancet 372: 216–223.

Huey ED et al. (2006). A systematic review of neurotransmitter deficits and treatments in frontotemporal dementia. Neurology 66: 17–22.

Jagger C et al. (2008). Inequalities in healthy life years in the 25 countries of the European Union in 2005: a cross-national meta-regression analysis. Lancet 372: 2124–31.

Kurz A et al. (2009). Cognitive rehabilitation in patients with mild cognitive impairment. Int J Geriat Psychiat 24: 163–8.

Kurz A et al. (2009) Evaluation of a brief educational program for dementia carers: the AENEAS study. Int J Geriat Psychiat, Epub ahead of print.

Langa KM et al. (2004). Mixed dementia – emerging concepts and therapeutic implications. JAMA 292: 2901–8.

McKeith I et al. (2005). Diagnosis and management of dementia with Lewy bodies – third report of the DLB consortium. Neurology 65: 1863–72.

McKeith I et al. (2007). Sensitivity and specificity of dopamine transporter imaging with 123I-FP-CIT SPECT in dementia with Lewy-bodies: a phase III multicentre study. Lancet Neurol 6: 305–13.

Mitchell SL et al. (2004). Terminal care for persons with advanced dementia in the nursing home and home care settings. J Palliat Med 7: 808–16.

MRC-CFAS (2001). Pathological correlates of late-onset dementia in a multi-centre community-based ppopulatino in England and Wales. Lancet 357: 169–75.

Neary D et al. (1998). Frontotemporal lobar degeneration: a consensus on clinical diagnostic criteria. Neurology 51: 1546–54.

Neumann M et al. (2006). Ubiquinated TDP-43 in frontotemporal lobar degeneration and amyotrophic lateral sclerosis. Science 314: 130–3.

Perneczky R et al. (2007). Metabolic correlates of brain reserve in dementia with Lewy-bodies. Dement Geriatr Cogn 23: 416–22.

Reisberg B (1988). Functional Assessment Staging (FAST). Psychopharmacol Bull 24: 653–9.

Rieckmann N et al. (2009). Pflegerische Versorgungskonzepte für Personen mit Demenzerkrankungen. DIMDI, Schriftenreihe Health Technology Assessment 80: 1–115.

Ritchie CW et al. (2007). Therapeutic Strategies in Dementia. Oxford: Clinical Publishing; 362.

Sarazin M et al. (2007). Amnestic syndromes of the medial temporal type identifies prodromal AD. Neurology 69: 1859–67.

Schwalen S et al. (2008). Sechs Fragen zur Alzheimer Demenz: Wissen und Einstellung in einer repräsentativen Bevölkerungsstichprobe. Neuropsychiatrie 22: 35–37.

Sorg C et al. (2010). Von Economo und Inselrinde. Neuropsychiatrie 24: 64–6.

Stein DJ (2008). Philosophy of Psychopharmacology. Cambridge: Univ Press; 210.

Swedish Council on Technology Assessment in Health Care (2008). Dementia – Diagnostic and Therapeutic Interventions. A Systematic Review, Vol. 2.

Volicer et al. (1998). Hospice care for patients with advanced progressive dementia. New York: Springer.

Wang J et al. (2006). Moderate consumption of Cabernet Sauvignon attenuates Aß neuropathology in a mouse model of Alzheimer's disease. FASEB J 20: 2313–20.

Wells HG (1937). On diabetics. London: BBC.

Zeh J (2009). Corpus delicti. Frankfurt/M.: Schöffling & Co.

Sachverzeichnis

E

F